花千樹

穿越牙齒的
光影旅程

牙科放射學的
發展歷史、應用與憶師光

楊偉勤醫生　著

目錄

第三章

牙科X光片透視出的理論和人情

自序

　　牙科放射學聽起來很專門，很沉悶。放射、輻射、X光？用黑白的片子去看牙齒，牙醫才有興趣看吧！其實不然。《戇豆先生》有一集講戇豆先生去看牙醫，他意外替牙醫打了麻醉針，牙醫昏倒在地。戇豆先生只好望著掛在架上的X光片，看到一顆大牙畫了個紅色大交叉。他將手指伸進嘴裡，逐隻牙齒敲打數著。是右上方這顆大牙了吧？他決定要自行補牙呢。於是他拿著鑽子放到牙齒上鑽洞，再用補牙的粉末把洞填滿。沾沾自喜之際，他推了架上的X光片一下，片子轉了半圈，左右倒轉了。真糟糕！是補錯了牙齒嗎？於是他二話不說，拿起鑽子使勁地鑽，補了左上方的大牙。鬆口氣之際，他又推了架上的X光片一下，片子轉了半圈，上下倒轉了。很不幸，他因為不會看牙科X光片，最後補了右上、左上、左下、右下四隻大牙，而其中三隻是無辜的。

　　普通病人不懂看牙科X光片當然不會落得如此悲慘下場，不懂看牙科X光片甚至不會影響普通人的日常生活，不過X光片在牙科裡實在十分重要。對牙科放射學有初步認識，就能更加明白牙醫為什麼要替病人照X光。它不是中看不中用的把戲，不是為了騙病人多付錢的騙錢項目，也不是「很痛很不舒服不知為何」的折磨。素未謀面的陌生人要求借錢或者借電話，我們可能很抗拒；但有過一面之緣聊過天的人有同樣要求，我們可能比較樂意。這就是寫這

本書的初衷。很多人怕看牙醫，聽到「牙醫」兩個字腦海裡就會浮現出「咸豐年前」牙醫診所的典型模樣：慘白的牆壁、刺鼻的消毒藥水氣味、裝修電鑽般的吵耳聲，嘴裡還有工具、橡膠、粉末、啫喱、蠟、水等五味雜陳。時移世易，先進的牙科診所考慮了病人感受，各項設計和工作流程都盡量令病人覺得舒適。正如《黃帝內經》說：「上工治未病」。預防勝於治療，現今牙科十分著重預防性的口腔護理（口腔預防科，preventive dentistry）。牙醫情願病人們健健康康，來做定期檢查，洗洗牙齒，而非等到病入膏肓，有大工程「大生意」才推門進去。「無事不登三寶殿」是根深蒂固的迷思。事實上我們應該每年看牙醫一次，就算覺得健健康康都應該去。養成定期看牙習慣，及早發現問題然後根治，也和醫生姑娘互相認識，日後就沒有那麼害怕看牙，不會擔心「那個牙佬會不會好粗暴很變態」，或者「十年才看一次牙，牙痛得要死。這次我和我的錢包肯定很痛苦了」。

不知為何，牙科本質令很多人恐懼，難以討好大眾。牙醫的工作很大部分是做設計。箍牙就是設計笑容：露多少牙肉、牙齒怎麼排列才美。補牙、鑲牙也是設計：怎麼重塑一隻崩裂的牙齒甚至整排缺失的牙齒才顯得天衣無縫不著痕跡，十分講究。觀察路面地面可以航拍記錄，勘探地底卻不能；同一道理，設計牽涉牙齒外

觀可以拍照可以印模型，牽涉牙齒裡面和牙槽骨就不能缺少 X 光了。很欣賞香港理工大學設計學院的研究項目《霓虹黯色》，他們拍了一套微電影和出了一本書介紹香港逐漸式微的霓虹招牌。霓虹招牌的設計同樣講究，那迷幻的五光十色令人聯想到數碼龐克、紙醉金迷、東方之珠，那些吸引人的氣氛。鄧凱文翻唱許美靜的《傾城》：「傳說中，癡心的眼淚會傾城 / 霓虹熄了，世界漸冷清」。牙科學校附近的森美餐廳曾掛有一塊巨型的牛牛霓虹招牌，聞說始於 1978 年，現在被拆卸放進 M+ 博物館裡成為展品。還有很多霓虹招牌逐漸被發光二極管（LED 燈）招牌取代。想著想著，餘音繞樑、餘味無窮。無色無味的 X 光好像沒有那麼浪漫的影視作品。翻查一下，同為黃偉文填詞，還有陳慧琳的《輻射》：「好似 X 光透視我，狠過中東曬駱駝 / 不理怎躲，感覺怎麼，很赤裸裸」。感覺大不同。

也許這本書沒有那份浪漫，但是希望讀者翻完它以後會對牙科放射學有多一份理解，少一份誤解，能脫口而出：「哦，原來如此，你早點出版嘛。早點出，我就不用上網拼命找得那麼辛苦啦，網上搜尋什麼都會說成大病，嚇死人。直接買這本書就好了」。不過有件事想提一提讀者們，就是牙科很多詞彙都源自英文，各地區、學校、書本的中文翻譯並不一致。牙醫和姑娘之間講起術語的

時候，多數說英語。舉個例子，rubber dam 是一塊正方形橡膠，灰色或綠色，像枱布般鋪在病人口裡。先打好洞再鋪進口裡，只露出要接受治療的牙齒，隔離了喉嚨和其他牙齒，不怕水流到喉嚨，也不怕工具掉到喉嚨。這件好東西你會怎樣翻譯？我 Google 了一下，也用了 Google Translate，可以叫做橡膠壩、橡皮壩、膠壩、牙齒隔離障、橡皮障、隔濕橡皮障。我差點看作街霸和吸濕大笨象。所以你就算熟讀這本書，躺在牙科治療椅（俗稱牙椅、牙凳）上細聽牙醫和姑娘之間的對話，也未必能百分百明白他們說什麼。別怪我貨不對辦。此外，本書副題特別加上「憶師光」：用廣東話讀出，讀音與 X 光相近，而且本書內文亦談及牙科放射學先賢的事跡以及回憶我的老師們的教導，所以有 X 光、時光和老師的光芒三層意義。

　　感謝支持。

楊偉勤醫生

2023 年 5 月

前言

　　這是一本薄薄的科普書，旨在為大眾介紹牙科放射學的基本知識。在本港的大學修讀牙科本科課程需時六年，每一年都有牙科放射學的內容，讓學生循序漸進、由淺入深：學會基礎的物理學和生物學知識後，學習照 X 光片，然後了解儀器的特性，根據各種牙齒毛病的需要而活用各種的 X 光成像，最後學習判讀 X 光片，明白口腔頜面的構造在 X 光片上呈現怎樣的形態，區分健康和患病的形態。牙醫會結合臨床的口腔檢查所知，作出診斷和療程規劃。

　　本書分為三章。第一章是牙科放射學的入門簡介，當中包括歷史和背景資料。筆者會講述牙科先驅們如何試驗各種設定，使 X 光最終能夠應用到拍攝牙齒。外人看到灰階的牙科 X 光片會覺得似乎千篇一律，本章會講解牙醫會怎樣形容 X 光片上的病理——他們用上日常生活中哪些物件去描述形似的病理？說起來原來牙科細分了很多個專科，牙科放射學到底是怎樣的學科，在整個牙科裡它扮演一個什麼角色？它又算不算一個專科？本章會為讀者一一解答。

　　第二章介紹 X 光的特性、產生方法、X 光儀器和防護措施。先和讀者分享一個冷知識：眾所周知，我們一按鍵，X 光機就會射出 X 光，十分方便；但是你知道 X 光機釋放出來的能量，有百分之幾會化成 X 光，百分之幾會化成熱能令機器發熱？答案是只有 1% 的

能量會化為 X 光！這無色、無味、無嗅的 X 光非常特別，是牙醫不可或缺的工具。本章會介紹 X 光怎樣從 X 光機產生，碰上身體後有什麼反應、什麼後果，還有如何減少牙科 X 光對病人健康的潛在影響。

第三章介紹各種牙科 X 光片和分享教學趣事。牙醫有時候會將 X 光片直接放入病人口裡，有時候會指示病人站立或坐進 X 光機器中間，讓機器繞著自己的頭轉一圈，口裡卻沒有 X 光片。到底這些做法有什麼分別，哪些時候需要運用到它們？本章為讀者娓娓道來。

由於這並非寫給牙科學生的教科書，所以內容盡量深入淺出，找出有趣味的一面，務求令讀者更加認識牙科放射學，減少照牙科 X 光的疑惑和恐懼。希望讀者們看得津津有味、笑口常開。

第一章

牙科放射學入門

牙科 X 光的誕生至進化

早期牙科 X 光是這樣鍊成的

　　牙科 X 光的開端從 1896 年講起。那年 4 月，雅典舉辦了第一屆夏季現代奧林匹克運動會。對於牙醫們來說，那年焦點卻在於 1 月。1 月初，德國牙醫奧托‧瓦爾克霍夫（Otto Walkhoff）得到物理學教授弗里德里希‧奧斯卡‧吉塞爾（Fritz Oskar Giesel）的幫忙，成功為自己的牙齒照了一張 X 光，歷時 25 分鐘[1]。如果說書人是史諾比，那第一張牙科 X 光誕生的歷史時刻一定是「在一個風雨交加的黑夜」。翻查很多文獻，找了很多網站，可惜我找不到那天是「風雨交加」還是「月黑風高」（黑旋風出動的時候），我甚至不知道當時是白天還是黑夜。只見很多資料引述當時瓦爾克霍夫說：「那真是一場折磨！但我看到那張 X 光，我超級高興呀！那一刻我就知道，威廉‧倫琴發現的好東西對牙科非常重要呢。」現在大眾照牙科 X 光，牙醫會叫患者保持頭部和口腔固定，然後他按個鍵，一秒內就完成。就算照環口 X 光片都只需十秒八秒。當年他則不能動彈 25 分鐘，而且沒有收音機、電視、手機、智能平板陪伴。換著你是瓦爾克霍夫，你也會捧著那張製成品高呼「棒極了」吧。話說回來，究竟瓦爾克霍夫提到的威廉‧倫琴是誰？

　　再倒帶兩星期。1895 年 12 月 22 日，德國物理學家威廉‧倫琴（Wilhelm Röntgen）為他的妻子安娜照了一張 X 光。那是個創

舉，被認為是史上第一張正式的人類X光。在這之前，他發現了X射線（俗稱X光），而且測試了很多種物質，看看哪些能夠阻擋和吸收X射線，形成影像（即X光片，也簡稱X光）。為了這個歷史時刻，倫琴選擇為安娜照一張手掌X光。如果你是倫琴，你會叫安娜擺什麼姿勢？換了是我，我可能會叫她豎起大拇指，或者拇指和食指交叉做個「手指心心」。倫琴卻正經八百，叫她五指張開，照了一個巴掌。沒什麼特別？此言差矣！那無名指上穿著一隻超大的戒指呢[2]！倫琴將關於X光的研究寫成報告，在1895年的最後幾天出版。兩星期後，瓦爾克霍夫就照了自己的牙齒，看到小臼齒和大臼齒的輪廓。身為牙醫，想必是因為他意識到牙齒X光片對他診症和醫治有幫助吧。倫琴因此於1901年獲得首屆諾貝爾獎的物理學獎。

既然瓦爾克霍夫照了大牙，不如我照一下門牙。於是又一個德國物理學家華特·柯尼希（Walter König）於1896年3月發表了報告，展出門牙和犬齒的X光。除此之外，還有英國牙醫法蘭克·夏理遜（Frank Harrison），他也將菲林切細成所需尺寸，用黑紙覆蓋，再用橡皮障（rubber dam）包裹，然後由夾子固定好，放進口腔內牙齒旁邊，叫病人咬實夾子。如是者，菲林就穩妥放置到合適位置，靜靜地等待幾分鐘就照好門牙或者大牙的X光了。他預

1　Pauwels, R. (2020). History of dental radiography: Evolution of 2D and 3D imaging modalities. *Med Phys Int, 8*(1), 235–77. Retrieved from http://mpijournal.org/pdf/2020–SI–03/MPI–2020–01–p235.pdf，見圖3。

2　同註1，http://mpijournal.org/pdf/2020–SI–03/MPI–2020–01–p235.pdf，見圖2左面。

期這些 X 光可以用作檢查牙套、杜牙根，甚至尚未冒出頭來的牙齒。

同時，他也發現及報告了初期 X 光實驗的危險性。事源他有個熱心的助手不單擔當操作員，也擔當病人的角色，兩星期內分幾次一共照了幾十張牙科 X 光，每次照 10 至 40 分鐘，以比較三部 X 光機的效能。那敬業樂業的助手過了這兩星期，臉開始又癢又痛，剃不了鬍鬚。再過幾天，臉變得又紅又腫，還開始脫髮！就像李時珍嘗百草，又像袁崇煥「頂硬上」，這些事情發表於 1896 年 6 月，成為一時熱話。（後面第二章會詳述 X 光對身體的影響。當代的牙科 X 光劑量降低了許多，對身體不會有大傷害。）

另一方面，被譽為「牙科放射學之父」的美國牙醫凱爾斯（C. Edmund Kells）找來自己的牙科助護來照牙科 X 光，還發明了一個特製的夾子來固定菲林，令那牙科助護咬著夾子時還可以吞口水，不必口吐白沫。過程歷時 15 分鐘。另外，不得不提同在美國的威廉・J・莫頓（William J. Morton）。他是個多才多藝的醫生，同樣在 1896 年找來一副頭骨，照了幾張細小的牙科 X 光片，還有一張全口 X 光片。一年後，他出版了一本 X 光教科書，而且發表了史上首張、一張過的全身 X 光片[3]。他爸爸威廉・T・G・莫頓（William T.G. Morton）是個很厲害的牙醫，在兒子照頭骨 X 光的

3　Mould, R. F. (2018). William James Morton (1845–1920). Author of America's first X–ray textbook. *Biuletyn Polskiego Towarzystwa Onkologicznego Nowotwory*, 3(3), 184–189. Retrieved from https://doi.org/10.5603/NJO.2018.0026，見圖 4。

50 年前（1846 年）公開示範用乙醚去麻醉病人，完成拔除牙齒和腫瘤切除的手術。可惜在申請專利上被其他人捷足先登，聞說他因屢戰屢敗，意興闌珊。

一度受忽視的防護

據說初期照牙科 X 光的時候，雖然有十分原始的菲林夾或者固定器，但很多牙醫還是會親身上陣，用手指扶著菲林，把它固定在病人口腔合適的位置，覺得這樣比較方便和準確。結果重複被 X 光照射的手指日漸受損。上一段提及的凱爾斯也深受其害，左手拇指形成一個傷口，後來演變成皮膚癌並逐漸蔓延整個手掌。首先左掌廢了，後來整條左臂都要截肢了；再後來輪到右手。他整個牙醫生涯長達 50 年，儘管期間受皮膚癌折磨，後半期十分艱辛，他仍發明了很多劃時代的工具，包括現在牙醫每日都用的抽吸裝置（試想像沒有抽吸裝置為病人吸口水），一共獲得 30 項專利。走到生命的盡頭，他豪言壯語一番：「我會嗟歎命途多舛嗎？絕不！當我想到每天都有千千萬萬病人因為 X 光的應用而得益，我不能抱怨。總要有人吃點苦，才能造福百萬人。」看到這裡，我萬分感動，這是《無間道》裡韓琛「一將功成萬骨枯」的相反。凱爾斯果真是個勵志的英雄！

同為美國牙醫的威廉・羅林斯（William H. Rollins）於 1896 年開始研究牙科 X 光。前文介紹過當時他的同行都埋頭苦幹地研究如何照得清晰、照得方便，羅林斯則研究如何照得安全。例如他用

X光（當然是早期原始的設置，不是當代的）照射兩隻天竺鼠兩小時，發現牠們分別於八日和十一日後死亡，證明照射劑量過高的X光危害健康。可能你會說，他真殘暴不仁！

從1896年到1904年，九年之間他發表了183篇論文（很多科學家窮盡畢生精力，只能發表100篇以內的論文，因為要寫好每一篇都嘔心瀝血）。羅林斯似乎十分多產，卻絕不馬虎。他的研究建議很實用，例如X光機要妥善罩住，只能有一小片範圍允許X光射出，同時要瞄準病人需要照的地方，旁觀者和操作員亦需受保護以免吸收不必要的輻射。當然病人也要保護：身體無須檢查的地方就不必接受輻射，亦可以穿上防輻衣物作阻隔。業界一直忽視羅林斯的主張，直到其他人相繼因X光照射而受傷，他卻絲毫無損時，才驚覺他的真知灼見。

立體的口腔成像——錐狀射束電腦斷層掃描

1896年可謂群雄並起，引人入勝。現在一起跳到100年後。西醫用的電腦掃描早於1970年代問世，不過牙科用的錐狀射束電腦斷層掃描（cone-beam computed tomography, CBCT）發展得比較遲，要等到1996年才正式面世。當年，意大利團隊經過數年研究，終於發表了論文，描述相信是全球首部牙科CBCT：NewTom 9000。這部機器像個大冬甩，冬甩洞中還有一張床。病人躺在床上，頭頸部推送到冬甩中間，驟眼一看正如去醫院照電腦掃描或者磁力共振。日本團隊也經過一番研究，緊接於1999

年推出了名為 Ortho-CT 的機器。兩個團隊，一東一西，努力研發 CBCT，成為一時佳話。這些始祖型號都因為用上影像增強檢測器（image intensifier）而體積龐大。直到 2003 年，美國團隊成功使用輕巧的平板檢測器（flat-panel detector），推出了 DentoCAT，病人只需坐在椅子上，兩塊相連的板一左一右，圍著病人的頭部繞一圈就行[4]。

自此，CBCT 如雨後春筍般推陳出新，佔據每次牙科展覽的場地。到了 2020 年，市場上曾經出現過的 CBCT 已經多達 279 款，來自 12 個國家的 47 個廠商[5]。產地包括亞洲的中國、日本、韓國和泰國，北歐的丹麥和芬蘭，還有美國、法國、德國、意大利、斯洛伐克、巴西。為了搶佔市場，超過三分一的 CBCT 機都可以同時照測顱 X 光片（cephalogram）和環口 X 光片（panoramic）。這種「三合一」的設計很親切，令我想起小時候電視裡唱片公司推出「雜錦碟」的廣告：三 CD 單碟價，甚至九 CD 單碟價。

希望你覺得這歷史挺有趣，然後繼續翻去下一章。

4   Molteni, R. (2021). The way we were (and how we got here): fifty years of technology changes in dental and maxillofacial radiology. *Dentomaxillofacial Radiology, 50*(1), 20200133. Retrieved from https://www.ncbi.nlm.nih.gov/pmc/articles/PMC7780828/，見圖 9 至 11。

5   Gaêta-Araujo, H., Alzoubi, T., Vasconcelos, K. D. F., Orhan, K., Pauwels, R., Casselman, J. W., & Jacobs, R. (2020). Cone beam computed tomography in dentomaxillofacial radiology: a two-decade overview. *Dentomaxillofacial Radiology, 49*(8), 20200145.

參考資料：

Pauwels, R. (2020). History of dental radiography: Evolution of 2D and 3D imaging modalities. *Med Phys Int, 8*(1), 235–77.

Mould, R. F. (2018). William James Morton (1845—1920). Author of America's first X-ray textbook. *Biuletyn Polskiego Towarzystwa Onkologicznego Nowotwory, 3*(3), 184–189.

Molteni, R. (2021). The way we were (and how we got here): fifty years of technology changes in dental and maxillofacial radiology. *Dentomaxillofacial Radiology, 50*(1), 20200133.

Gaêta-Araujo, H., Alzoubi, T., Vasconcelos, K. D. F., Orhan, K., Pauwels, R., Casselman, J. W., & Jacobs, R. (2020). Cone beam computed tomography in dentomaxillofacial radiology: a two-decade overview. *Dentomaxillofacial Radiology, 49*(8), 20200145.

如何判讀Ｘ光片？

很多放射學的教科書、練習和文獻都喜歡引用一句話：「The eye cannot see what the mind does not know.」（眼睛看不到腦袋不知道的東西。）不熟悉各種病理在Ｘ光片上的形態，就有可能「視而不見」，只看到知道的東西，例如頜骨和很多牙齒。拿給剛進學校的一年級學生看，可能連Ｘ光片的上下左右都難以辨認。學好放射影像判讀，訓練有素，就會成為庖丁：「始臣之解牛之時，所見無非全牛者。三年之後，未嘗見全牛也」。自此，學生看見一張Ｘ光片，就懂得逐步閱讀，認得這是牙冠，那是牙根，附近的牙周組織是否健康，牙齒距離鼻竇和下頜神經線由多厚的頜骨分隔開等。換句話說，一開始學生判讀Ｘ光片時，所見無非一個口；六年之後（因為牙科讀六年），未曾見一個口。甚至能從判讀黑白灰的Ｘ光片中，體會到生命燦爛的色彩！聽起來很荒謬很浮誇，對不對？

似曾相識的形態？

判讀Ｘ光片有幾個目的，首先是看看有病還是無病。根據口腔頜面的各個結構在Ｘ光片上呈現的形態，包括牙齒和頜骨，判斷出健康狀態。就算病人目前沒有牙痛，Ｘ光片還是有機會找出病人未知的毛病。如果有病，就看看疾病的本質和程度。讀者去看牙醫，照完Ｘ光片後最常聽到的毛病可能是蛀牙、牙周病和牙髓（牙根）

發炎。當然，牙醫很多時候都會結合 X 光片和口腔檢查兩方面的資
料去斷症。

斷症之後，牙醫就要和病人商量治療方案。以蛀牙為例，說起
蛀牙，一般人想當然覺得要補牙，即是將牙齒蛀壞的部分鑽走，鑽
出來的細小牙洞用銀色或者白色的補牙物料填滿。不過一般人未必
知道的是，如果 X 光片裡牙齒蛀壞的部分很深很接近牙齒中心的牙
髓，或者牙腳附近的牙槽骨出現陰影，就代表細菌很可能已經感染
牙髓，光補牙不足夠，還需要做根管治療（杜牙根）。如果情況複
雜，牙醫可能要分幾次完成療程，甚至轉介病人到專科牙醫跟進。

放射學家不只看到頭顱和牙齒，還看出很多名堂幫助
學生記憶不同病變的特徵。例如生在頜骨裡面的造釉細胞瘤
（ameloblastoma），典型的 X 光特徵形態大概是「多腔的具射線
可透性病變，有著通常呈不規則扇形的皮質邊界」（multilocular
radiolucency with a corticated border that usually shows
irregular scalloping）。初學者會高呼「什麼？！」，然後吐血。
幸好教科書[6]連忙說：「即是像一堆香檳氣泡。」初學者才放心說
聲：「噢，原來如此，我明白了！」多舉幾個例子。克魯松氏症
候群（Crouzon syndrome）的頭顱骨似經錘擊的金屬（beaten
metal）。淋巴結鈣化（lymph node calcification）似椰菜花。柏

6　Rozylo-Kalinowska, I. (2020). *Imaging techniques in dental radiology: acquisition,
anatomic analysis and interpretation of radiographic images*. Springer Nature.

哲德氏病（Paget's disease）的骨頭似棉絨。纖維性發育不良（fibrous dysplasia）的骨頭似印上了指模，又似磨砂玻璃或者橙皮。成牙骨質細胞瘤（cementoblastoma）似高爾夫球。牙源性黏液瘤（odontogenic myxoma）似蜜蜂窩或者網球拍。骨髓炎（osteomyelitis）的骨頭似飛蛾幼蟲吃過的穿洞樹葉。是不是很有畫面很有色彩呢？

正確判讀 X 光片的條件

電視劇集裡面，醫生們總是坐在寬敞的會議室內，一起看著大熒幕上展示的一系列 X 光成像，你一言我一語踴躍地討論是什麼病、要怎麼治。主角們還會撥一下瀏海，托一下眼鏡，用拇指食指中指罩著自己的鼻樑和兩邊面頰，或者摸一摸下巴。簡單一幕就展現了醫生們的專業和英偉。實際上要準確判讀一張 X 光片，背後有什麼考量呢？

有適當的判讀環境

作出任何考慮之前，適當的判讀環境不可或缺。假若用傳統菲林，判讀就需要放在或掛在燈箱上。燈箱要能調校亮度而且整個範圍亮度一致，不可一邊很亮一邊很暗，或者燈光閃爍。房間要足夠陰暗而寧靜，在鬧市判讀很容易分心。燈箱如果大於菲林尺寸，要用膠板遮蓋多出的範圍，使光只照亮菲林。如有需要，用放大鏡。如果燈箱平放在桌上，過分彎腰去細看會導致職業勞損。最重要的

是，菲林要乾和乾淨。濕的菲林很容易受損，而且水跡會影響判讀。為什麼會是濕的？你可能想，是否用作沖曬的溶液？又或者，是醫生等待沖曬的幾分鐘去個廁所回來沒擦乾雙手就把菲林夾出來嗎？別怕！別怕！只是沖曬過程最後經過的清水而已。為免觀眾不安及基於現實考慮，請展示乾的菲林。

假若用電子X光系統，成像會直接展示在熒幕上。熒幕的規格不可太低，起碼要夠高像素。想正規一點的話，可以用市面上的醫療級（medical grade）顯示屏。尺寸就視乎實際需要。如果需要將熒幕連接桌上電腦給五六個醫生或者學生一起看，可考慮寬一點而且廣視角的熒幕，使站在旁邊的人都能看得清楚看得舒服，而且最好是輕觸式，方便觀眾直接點擊放大及拖動成像。如果連接掛在牆上的熒幕，給整個會議室的人判讀，那就要超巨型的熒幕了。站在超巨型X光成像前，可能一顆牙齒都放大到高於我們的身高，怎麼看？所謂「不識廬山真面目，只緣身在此山中」，成像放太大或縮太小都不好。電子X光可以以輕觸熒幕或者電腦程式調整大小、亮度和對比，比燈箱方便。

評核 X 光成像的質素

有了適當的判讀環境，就可以評核X光成像的質素。如何判斷照得好不好？看著X光片，我們要知道為什麼要照、怎樣照出來、正常結果應該是什麼模樣、有什麼正常的身體結構展示出來。整件事都要知道清楚，才能夠好好評核X光成像質素以及推敲哪些步驟可以改善。

　　舉個例子，假設有張牙根尖 X 光片只看到正門牙，側門牙只看到一半，是照得不好嗎？如果照這張 X 光片本來目的是為了看正門牙有否毛病，看不到整顆側門牙尚可接受；如果病人分不清是正門牙還是側門牙感到痛楚，牙醫才照這張 X 光片看個究竟的話，那麼兩顆牙齒都要完完整整地照出來。所以要清楚照 X 光的原因。

　　怎樣照都很重要。如果 X 光片上的正門牙長 20 厘米，是照得好嗎？我們要知道正門牙的平均長度，然後才能斷定這張 X 光片有否過分拉長或者縮短了門牙，如果與長度不符就代表拍攝的角度不正確。當然最好事先量度一下病人口裡的正門牙啦！不過張開病人嘴巴，我們只能量度牙齒的牙冠部分，牙腳藏在骨頭裡量不到。然而就算只有牙冠部分，我們都可以對比 X 光片裡牙冠部分的長度，看看差異大不大。如果病人不在身邊，我們就只能參考教科書或者文獻列明的平均長度。

　　又例如照出來發現兩顆牙齒有部分疊在一起了，是照得不好嗎？我們要了解病人牙齒排列是否擁擠。本身重疊生長，照出來自然重疊，那就不是技術問題或角度有誤了。再另一個例子，如果 X 光片照出來發現病人的頷骨左右不對稱，左邊大右邊小，或者左邊高右邊低，也是照得不好嗎？我們要看看病人本身的頭顱和下顎是否對稱。如果本身對稱，照出來卻不對稱，那就可能是過程出錯，冤枉了病人。要是牙醫看了不正確的 X 光片被誤導了，還建議病人動手術糾正不對稱，那就很可怕了。

穿越牙齒的
光影旅程

要知道正常的身體結構

除了牙齒，我們也要知道身體的正常結構。看到下頜骨近小臼齒牙根尖附近有圓形黑影，有人可能會擔心骨頭發炎了，但其實只是一個正常小洞叫頦孔（mental foramen），功能是讓神經血管束穿過。又例如上頜大臼齒牙根尖附近的骨頭的成像很多時候都好像十分陰暗，反觀下頜大臼齒牙根尖附近的骨頭通常都比較雪白。這是因為上頜大臼齒牙根尖貼近鼻竇，而鼻竇是一個空腔，充滿著空氣；而下頜大臼齒牙根尖附近的，則是厚實的骨頭。放射密度高的物質，例如金屬、琺瑯質和骨頭，在X光片上會相對呈白色，專業術語可形容為「不透射線的」（radiopaque）。相反，放射密度低的物質，例如空氣和軟組織（牙肉、牙髓等），在X光片上相對呈黑色，即是本節一開始談及造釉細胞瘤所講的「射線可透的」（radiolucent）。成像出現黑白灰的原因，請見後文〈2.5 X光片的乾坤〉。因此關於判讀的課程好一部分內容會講解放射解剖學，讓學生認識什麼叫正常，才能察覺什麼是異常。

一絲不苟，有系統地察看每一處

判讀X光片需要一絲不苟，有系統地察看每一處。以判讀環口X光片為例，一張環口X光片覆蓋上下頜骨和小部分頸椎、眼窩、顱底、頸部。這些結構全部化為黑白灰的線條堆疊在一張X光片裡，可能眼花繚亂，不知從何入手。

26

　　第一步建議先觀察大局，留意病人年齡，因為各類頜骨病變涉及的年齡層不相同。我們可以從一個人的照片中，尋找到年齡的蛛絲馬跡：是兒童、少年、成年、中年，還是長者？如何估計呢？平日走在街上，我們可以用肉眼看看身高、體形、髮線、髮色、魚尾紋、眼神、皺紋、皮膚色斑、服飾等來判斷一個人的年齡，而看一張牙科Ｘ光片時，我們雖然看不到病人外貌，但可以看到病人的「內涵」。例如，病人有沒有牙齒？如果完全沒有牙齒，很可能是長者。這年代人們都注重牙齒健康，除了先天性發育問題或身體經歷大毛病，很少會失去所有牙齒。如果只有一副牙齒，那就要看看牙齒是大是小，還要數數牙齒數目。小朋友有 20 顆牙齒，成人則有28 至 32 顆。當然，多幾顆或者少幾顆也有可能。如果兩副牙齒，一副已經長出來，另一副還在頜骨裡蠢蠢欲動，那病人就是預備換牙的小孩子了。小孩子從六歲開始換牙直到12、13 歲，期間乳齒逐漸鬆動脫落，由恆齒長出取代。如果我們熟知每顆牙齒通常幾歲換牙，那麼看著環口Ｘ光片裡面哪幾顆是乳齒、哪幾顆是恆齒，就可以化身福爾摩斯推測小孩子年齡。然而，能分辨性別嗎？只看牙齒和頜骨，似乎很難。

追溯每個正常身體結構的輪廓做判斷

　　之後就可以將所得成像用作比對，追溯每個正常情況下身體結構的輪廓，判斷它們的輪廓、形狀和放射密度（以Ｘ光片中的「顏色」來判斷：黑、白、灰）有否異常。身為牙醫，視線當然集中在牙齒，它們像磁石吸引著我們。先看牙齒數目，牙齒發育階段，牙

齒位置，牙冠有否蛀牙和補牙物料，牙腳數目、長度、有否收縮、有否斷裂，有否杜牙根。看完牙齒看牙根尖附近組織，看看附近骨頭有否黑影或者其他發炎受損跡象。然後看牙周組織，留意牙周膜闊度、牙槽骨高度和形態、有否牙槽骨收縮、有否牙石積聚。牙齒和牙齒周遭看清楚後，就看上下頷骨，留意其形狀、內部結構（骨小梁排列）、有否黑影白影、牙骹形態。最後看看其他結構，例如鼻竇、鼻腔、顳骨莖突（styloid process of temporal bone）。

　　頷骨與其他組織的異變有可能表示身體其他地方出問題。例如下頷骨的下輪廓變薄，病人可能有骨質疏鬆。頸椎與下頷骨之間有白影，可能是增加中風風險的頸動脈鈣化。頷骨腫瘤亦有可能是其他器官癌症的惡性轉移。當然，這些全部都只是可能，而且離開了一般牙醫的範疇。我們看到這些蛛絲馬跡，就會轉介病人去看專科醫生，及早診斷及早治療。

有系統地記錄病變的資料

　　當我們描述一個病變，也會有系統地記錄：位置、尺寸、形狀、輪廓形態、放射密度（「顏色」）、內部結構、對周邊組織的影響（例如推開附近組織還是導致組織收縮）。當中最核心的一環是時間。我們需要知道照X光片的時間，還要跟之前照的X光片做對比。看到杜了牙根的牙腳附近一片黑影，是表示杜牙根做得不好，所以發炎不退嗎？不一定。如果牙醫昨天才完成杜牙根，可能過幾天就完全不痛了；可是牙腳附近的牙槽骨已經遭到侵蝕，骨頭癒合

是個緩慢的過程，要回復原貌需時起碼數月。第二日就匆忙照X光檢查，牙腳附近依然一片黑影是意料中事。又如果牙醫半年前完成杜牙根，當時照的X光片顯示牙腳附近有超大片黑影，待到半年後的今天再照X光檢查，黑影縮小很多，就表示療程應該有效，牙槽骨正在康復當中。

小心分辨資料來源

綜合以上六點，好環境和高質素X光片是外在因素；至於內在因素，先決的是掌握各個正常口腔頜面結構在X光片中的模樣。YouTube裡有很多教導放射解剖學的短片，是由世界各地的牙醫和其他人拍攝的。一眾莘莘學子很可能覺得看YouTube學習比看教科書有趣，溫習時說書人就在掌心裡，十分方便。2022年有一篇論文[7]，分析了38條內容為以環口X光片教導放射解剖學的YouTube短片。這些短片並非一成不變地展示出一張X光片，用滑鼠或者原子筆逐個結構圈出來，然後淡如開水地朗讀各種部位的名稱。短片還會講解與臨床有關的重點，提醒學生這門學問的意義。例如顴骨莖突超長可能表示病人有伊格爾氏綜合症（Eagle syndrome）；鼻竇底部距離上顎後牙的種牙位置太近時，就要進行鼻竇增高術。又例如顴顳骨縫（zygomaticotemporal suture）

7 Yeung, A. W. K. (2022). Content Analysis of YouTube Videos on Radiographic Anatomy on Dental Panoramic Images. *Healthcare*, 10, 1382. https://www.mdpi.com/2227-9032/10/8/1382

不應被錯誤判讀為骨折，下頜下腺窩（submandibular gland fossa）造成的陰影也不應被錯誤判讀為有病甚至癌症。這些要點其實教科書都有講述，不過教科書正經八百，若非牙科放射學迷或者臨近考試的學生，大概不會特別留意到，雙眼掃視過就算了。YouTube 短片就不同，可以冷不防配合警號音效彈出個感歎號，講者還可以七情上面抑揚頓挫煞有介事鄭重其事隆重宣佈：請注意！

　　不過我們要小心短片良莠不齊，內容有可能出錯，例如一部短片就將上頜骨顴突（zygomatic process of the maxilla）當作鼻竇的後壁（posterior wall of the maxillary sinus）。教學短片如非出自權威頻道（如大學或者知名機構），觀眾朋友就要小心覆核內容，不能照單全收。

參考資料：

Rozylo–Kalinowska, I. (2020). *Imaging techniques in dental radiology: acquisition, anatomic analysis and interpretation of radiographic images*. Springer Nature.
Yeung, A. W. K. (2022). Content Analysis of YouTube Videos on Radiographic Anatomy on Dental Panoramic Images. *Healthcare*, 10, 1382.

我照的 X 光，是必要的嗎？

　　說到風險，我們通常會聯想到電視和社交媒體上關於投資和保險的內容。例如「投資有風險」和「買保險做好風險控制」。很多事情，就算有風險我們還是要做，只不過盡量減低風險才去做。例如綠燈才過馬路，過路時留意左右兩邊，減少被車撞的風險。又或者搭飛機去旅行時，選擇聲譽良好的航空公司。近年，每個牙科學生都要宣誓，唸出《希波克拉底誓詞》（或稱《醫師誓詞》），承諾不會傷害病人。不管學生還是牙醫都應懷有仁慈的心去面對病人，減低各項牙科檢查和療程的風險，所謂「仁心仁術」。以下筆者會解答一些牙科病人關於 X 光的常有問題。至於牙科 X 光對人體可以造成什麼潛在傷害？留待第二章詳細探討。

每次看牙醫都一定要照 X 光嗎？

　　去看一個從未看過的牙醫，或者幾年沒見的牙醫，很可能需要照 X 光。所謂預防勝於治療。很多牙患初期都無徵兆（sign）和症狀（symptom）。順帶一提，徵兆是醫生客觀觀察和檢查所得，症狀是病人主觀感受。例如醫生用探熱計測量到病人體溫為攝氏 39 度，體溫 39 度是徵兆。病人覺得很熱很辛苦，是症狀。

　　以蛀牙為例，牙醫發現平滑的牙齒表面局部發黑或者變棕色，甚至出現小洞，就是徵兆；病人說牙齒咬東西和喝冷飲時痛了一分

鐘，是症狀。蛀牙通常在牙齒的牙縫位置萌生，牙醫很難單憑鏡子
和光學儀器檢查大牙的牙縫位置。相反，X光檢查不但可以顯示牙
縫，還能看到牙齒內部，看看蛀牙蛀多深。簡單而言，欲知愛人有
多深，問月亮，鄧麗君說的；欲知蛀牙有多深，問X光，牙醫說
的。又例如頜骨裡面的病變，舉例說一些囊腫和腫瘤，初期未必影
響頜骨的外觀，沒有令頜骨膨脹，但X光就可以看到頜骨內部結構
變異。這些病變雖然不常見，但聽上去很糟糕。因此牙醫問過病患
的病歷和初步檢查完牙齒後，可能會因應情況照一些合適的X光來
深入檢查。X光有助診斷、規劃療程和評估療程成效。

病人要相隔多久照一次X光？

關於病人要相隔多久照一次X光，很多國家的牙醫學會都制
定了相關建議。我們在這裡一起看看美國牙醫學會（American
Dental Association, ADA）的部分建議[8]：

---

8 American Dental Association. 2012. Dental Radiographic Examinations:
Recommendations for Patient Selection and Limiting Radiation Exposure.

牙齒狀況	病人年齡	建議
現在有蛀牙或者蛀牙風險高，而且牙醫難以用肉眼或者牙齒探針（dental probe）檢查牙縫位置	小孩或者青年	每隔半年至一年照X光檢查
	成人	每隔半年至年半照X光檢查
現在沒有蛀牙而且蛀牙風險低	小孩	每隔一至兩年照一次
	青年	每隔一至三年照一次
	成人	每隔兩年至三年照一次
	無牙成人	不必照
有牙周病	所有	根據牙醫判斷照X光檢查受影響的牙齒
監察口腔頜面生長和發展的變化，或者評核牙齒和頜骨的生長關係（通常與箍牙有關）	所有	根據牙醫判斷照X光檢查相關結構
種牙、檢查現存種牙的狀況、檢查口腔頜面病變、補牙和杜牙根等	所有	根據牙醫判斷照X光檢查相關結構

　　看到這裡，可能你會質疑：「什麼？動不動都是『根據牙醫判斷照X光檢查相關結構。無牙成人就不必照』，我都知啦！」筆者想表達的是，有些病人比其他人更需要頻密地照X光去監察口腔狀況，及早發現及早治療。如果有些人蛀牙風險高，又每年找牙醫洗一次牙，那就很可能每一次或者每隔一次就要照X光了。有些病人抱怨「次次去都照X光」是牙醫賺錢的伎倆，很多時候都是一場誤會。

拒絕照 X 光片可以繼續療程嗎？

　　病人若堅拒照 X 光，應該都可以繼續接受某些治療，但是某些情況牙醫可能會拒絕治療。病人有權拒絕接受服務，牙醫亦有權拒絕提供服務。好比去壽司店吃「廚師發辦」（omakase），卻拒絕吃魚生和飯，那廚師怎麼辦？可能弄點天婦羅，或者索性不做生意。為什麼牙醫堅持要照 X 光呢？單靠臨床檢查，未必足夠掌握病人情況。例如剝牙（脫牙）之前，牙醫起碼都要看看有多少條牙腳插在牙骨裡，它們有多長、多彎、距離重要結構例如鼻竇和下頜神經線多遠。假如牙齒十分鬆動，十之八九是牙周病，但亦可能有其他原因，例如牙冠和牙腳之間斷裂了、咬合力過重（occlusal overload），甚至最嚴重是惡性腫瘤導致牙骨和牙腳萎縮。不看 X 光就動手，就像練鐵砂掌時一掌插進一盤沙裡，但這盤沙不是我們自己準備，底下有什麼說不準。當然，就算照了 X 光也非萬能，全能全知的惟有上帝。《三國演義》沒明說，但有些民間版本說華佗為關羽刮骨療毒前，關羽拒絕麻醉，說他不怕痛。聽起來風險很高：手術期間痛得亂動或者痛得血壓急升不但影響手術，還可能危及生命。不過這次醫生和病人都願意冒險。《演義》如此敘述手術結果：「公大笑而起，謂眾將曰：『此臂伸舒如故，並無痛矣。先生真神醫也！』佗曰：『某為醫一生，未嘗見此。君侯真天神也！』後人（筆者注：應該是看熱鬧的人吧）有詩曰：治病須分內外科，世間妙藝苦無多。神威罕及惟關將，聖手能醫說華佗。」不過大家千萬不要學。

之前在其他診所照過的 X 光片能直接拿來用，免除現在再照一次嗎？

可能可以。本書第二章會詳細介紹 X 光片如何儲存，在此先解答能不能少照一次。如果拿得到，可以拿個備份交給現在的牙醫看看合適不合適。試想像有個病人貿貿然從褲袋掏出一張皺皺的菲林說是自己上星期照的，或者拿出手機展示一張像是從戲院裡偷錄出來的影像，可能有幾個潛在問題：影像質素可能不太好，而且不知拍攝日期和病人身份。如果搞錯了、展示了另一個病人的 X 光片給牙醫看，那就大事不妙。所以 X 光成像的備份不論格式，都應該保持影像質素，列明病人資料、診所名稱和拍攝日期，方便接收的牙醫判斷是否合用和聯絡跟進。就算上星期照過 X 光，牙醫因應病人現況仍可能建議照新的 X 光。例如病人上星期找另一個牙醫剝牙，剝完後這星期傷口仍然十分痛楚。這次看的牙醫可能要照張新 X 光，看看傷口裡面有否碎骨和斷開的牙腳殘留，或者傷口最深處與主要神經線或鼻竇有多近。

照 X 光時如何減少輻射？

所謂「萬變不離其宗」，減少輻射的措施都源自「最低合理可行」（合理而可行的最低劑量）原則，英文是 as low as reasonably achievable (ALARA)。首先，醫生和病人要互相配合，應照才照，避免失誤而需要重照，平白增加接觸輻射的次數。特別是當時間匆忙，假如醫生忘了提醒病人脫下頭部和頸部的金屬物品，例如無線

耳機、耳環、項鏈，又或者病人戴得低調，連自己也忘了的小飾物，例如黑色髮夾、附有金屬裝飾物的細小紮頭髮橡皮圈，這些東西可能阻擋Ｘ光，導致成像上看到金屬品遮擋了牙齒和其他身體結構。同樣重要的是病人要好好遵從醫生吩咐，照Ｘ光時保持頭部和口腔固定，避免左顧右盼、猛吞口水，或者緊張地深呼吸，以免令影像晃動模糊，而需重新拍攝。按需要醫生可能有特別吩咐，例如照Ｘ光時「咬緊大牙」、上下牙只需「輕輕觸碰」，或者嘴巴張到最大，做不到又可能要重新拍攝。

其次，電子Ｘ光（數碼Ｘ光）除了看得方便、儲存容易，比起傳統菲林需要的輻射也更低。用最先進的Ｘ光機，而且保持良好狀態，定期讓代理派員檢查，調整各項設定，平衡影像質素和輻射量，都有助減少輻射。

此外，防輻衣物有效阻擋輻射。我們當然不需要像進入核事故現場般全副武裝，那是截然不同的處境。理論上，頸部的甲狀腺對輻射比較敏感，照口內Ｘ光時（牙根尖Ｘ光片、咬翼Ｘ光片、咬合Ｘ光片）可戴上防輻射頸圈，進一步減少吸收本已很少的輻射。當Ｘ光機從上指向下，射線有可能指向下腹生殖器官附近，穿上防輻射鉛衣可提供一層保障。防輻鉛衣同樣能覆蓋孕婦的腹部，保護胎兒。不過防輻衣物使用後需要妥善收藏和消毒，它們裡面含鉛，鉛有毒而且很重。收藏時最好掛起來，不要長期折疊避免表面破損露出內裡的鉛。它們不能放進高溫高壓消毒爐，也不能放入洗衣機，每次使用後需要用合適的表面消毒劑好好抹拭。試想像，用完口水肩不清潔就套到下一個病人身上，不太好吧。

孕婦和餵母乳的媽媽可以照 X 光嗎？

兩者都可以。很多關於輻射和牙科放射學的國際組織都表示牙科 X 光輻射劑量很低（因為要照的範圍通常比較小），一般不會對胎兒有害。想進一步保護胎兒，孕婦照 X 光時可穿防輻射鉛衣覆蓋腹部。此舉亦可令孕婦感到更加安心，減少心理壓力，保持心境輕鬆有助胎兒健康發展。在此建議孕婦告訴牙醫自己正在懷孕，特別是孕期頭三個月胚胎尚未穩定。如果想更加安心，非緊急的 X 光檢查甚至療程都可以協商改期。不過必需的牙科治療不能耽誤，相關的 X 光也要及時拍攝。例如牙周病導致牙肉嚴重疼痛流血，延遲治療不但孕婦辛苦，細菌也有可能經過血液循環進入胎兒體內，影響健康。嬰兒出世後，正值哺乳期的媽媽都可以照 X 光。X 光不會積累在身體和母乳裡面，所以一般不會影響母乳產量和質素。

為什麼照 X 光時其他人都離開房間？

可能你會抗議：「你說照 X 光很安全時，道貌岸然。可是一擺好位置，全部職員就雞飛狗走逃離現場，躲到門外按按鈕射 X 光。虛偽！」其實，這是因為考慮到積少成多的問題。不論風險有多少，同一個病人只照幾張，但醫生和姑娘一日看很多個病人，牽涉很多次照 X 光的程序，所以要採取自身的防輻射措施。而且照出來的 X 光只看到病人的牙齒，沒需要看到醫生和姑娘的牙齒，如果他們吸收輻射，是白白吸收呢。

輪到我去照 X 光時，職員已經叫了我的名字，為什麼還要我再次報上名字？

　　不只 X 光部，很多醫院、診所和化驗所都有相同做法，這是為了核實病人身份。特別是繁忙時段，眾多病人擠在等候大堂或者登記處，有時候人聲沸騰，怕其他病人聽錯了以為輪到自己；也有時候有些病人心急，聽到什麼都衝出來。如果職員不加核實，直接帶病人去照 X 光，照錯了，病人就無辜吸收輻射，換來不合用的 X 光片，那可不妙。曾經遇過兩個病人名字讀音一樣，年紀也相近，叫名時兩位女士一同站出來，只有跟她們核對列印在文件上的中文名字才分得開，好險。也有病人改了名卻忘了告訴職員更新紀錄，要核對身份證號碼和住址等資料才能確保是同一人。還有些病人看私家牙醫可以申領保險，職員填寫表格時資料更加要正確無誤，核對身份就是第一步。

參考資料：

American Dental Association. 2012. Dental radiographic examinations: recommendations for patient selection and limiting radiation exposure.

Jacobs, R., Bornstein, M. M., Yeung, W. K. A., Montalvao, C., Colsoul, N., & Parker, Q. A. (2019). *Facts and fallacies of radiation risk in dental radiology*. Faculty of Dentistry, The University of Hong Kong.

牙醫西醫，放射學大不同

　　牙醫不在西醫的架構下，兩者在大學裡是兩個不同的學位課程。因此牙醫不太知道病人為何腳痛，西醫也不太知道病人牙痛成因。牙科放射學只專注病人的口腔頜面部位，西醫的放射學涵蓋人體其餘部位，所以前者範圍比較集中。牙科放射學這名稱或許有些誤導，嚴格來說應該是口腔頜面放射學，因為我們不只是看口腔和牙齒，還會看其他部分例如頜骨、部分頸部和面部位置。又，牙科放射學應用Ｘ光、電腦掃描、超聲波及磁力共振等各類影像去診斷、規劃療程、跟進疾病，卻不會用輻射治療疾病。遇上口腔癌的病人，口腔頜面外科專科牙醫如果認為需要電療（輻射治療），會轉介西醫合作。

使用輻射時的分工

　　用輻射治療疾病的是西醫的放射學，它發展得比較多元化，是現今西醫其中一個專科。香港醫學專科學院在1993年成立，旗下設有香港放射科醫學院，包括三個專門科目，分別為放射學、臨床腫瘤學和核子醫學。放射學（radiology）應用Ｘ光、電腦掃描、超聲波及磁力共振等各類影像去作診斷和介入治療疾病。臨床腫瘤學（clinical oncology）針對腫瘤，應用Ｘ光和化學藥物治療癌症。核子醫學（nuclear medicine）則應用放射性同位素

（radioisotopes）診斷和治療疾病。放射性同位素通過注射、吸入或者吞嚥方式進入病人身體，在體內不斷放出輻射，診斷時儀器會偵測它們的流動和濃度，幾小時至幾天內可全部排出體外。

大家有時在電視劇集裡，可以見到有些放射學醫生整天獨自對著電腦熒幕，逐一打開每個病人的 X 光片來判讀，錄音做報告。放射科醫生通常負責診斷和制定療程，如果要用輻射治療，放射科醫生通常都找放射技師和醫學物理學家（或稱醫學物理師）兩者一起合作。在香港要拿到放射技師資格，需要修讀香港理工大學的放射學理學士課程；要拿到醫學物理學家資格，需要有物理或工程系學歷再通過專業試[9]。放射技師負責照 X 光和操作各類影像機器，醫學物理學家負責輻射牌照申請、輻射屏障設計、儀器驗收和計算治療時使用的輻射劑量。

有點混亂，對不？放射學分兩部分，拍攝的部分叫 radiography，判讀的部分叫 radiology，中文沒有細分。西醫那邊放射科醫生、放射技師和醫學物理學家可以分工合作。牙醫這邊沒分那麼仔細。一般的牙醫學士課程已經涵蓋基礎的牙科放射學內容，包括基本的拍攝和判讀。一般牙醫診所只有牙醫和牙科手術助理員（又稱牙科助護，口語常叫「姑娘」）。牙科手術助理員會輔助牙醫拍攝 X 光和電腦掃描，然後由牙醫判讀。至於超聲波和磁力共振，牙醫診所

---

9 余兆基：〈醫學物理師？〉，《養和杏林手記》（2016 年）。取自 https://mobile.hksh.com/sites/default/files/publications/zh-hant/bd0e040d1261dd9b5d5f9a37ddd328ce.pdf。

通常沒有相關設備，需要影像中心另行為病人拍攝和判讀。除此之外，西醫那邊，病人去影像中心拍攝的 X 光，很多時候都會沖曬出來，一大張一大張放進大膠袋裡給病人拿回去或者給轉介的醫生，或者列印成本子，每一頁都印著各個成像。牙醫這邊似乎很少那樣做，X 光片通常由診所保管，如病人有要求，多數會燒錄光碟給病人。

所應用的輻射劑量

放射治療用來控制或破壞癌細胞，採用的輻射量很大。病人接受放射治療後普遍的副作用包括頭痛、噁心、掉髮、疲倦。而頭頸部接受放射治療後普遍的副作用包括吞嚥疼痛、吞嚥困難、口乾、放射性皮膚炎、味覺改變、頜骨放射性骨壞死。這些副作用與放射治療採用的高劑量電離輻射有關。讀者如果記得本書開首說一百年前的牙科 X 光會傷害身體，正正就是因為當時未能控制合適的輻射量。至於何謂輻射，詳見第二章。簡單來說，X 光是電離輻射的一種。

X 光的分類

除此之外，牙科放射學還有分口內 X 光和口外 X 光，口內 X 光需要將菲林放進口內，診所要做好消毒和其他預防傳染的措施，確保病人的口水和細菌不會通過各種工具帶到下一個的病人口內。相反，西醫的放射學不會將菲林放進病人體內，卻不時需要將顯影劑

打進病人體內。顯影劑的應用在牙科 X 光比較罕見，只有照口水腺
X 光片才常用。

	西醫放射學	牙科放射學
範圍	涵蓋人體口腔頜面部位以外的其餘部位。	專注病人的口腔頜面部位，包括口腔、牙齒、頜骨、部分頸部和面部位置。
應用治療	• 應用 X 光、超聲波、電腦掃描及磁力共振等各類影像診斷和介入治療疾病。 • 會以輻射治療疾病，採用高輻射量以控制或破壞癌細胞。	• 應用 X 光、超聲波、電腦掃描及磁力共振等各類影像診斷、規劃療程、跟進疾病。 • 不會用輻射治療疾病。有需要時口腔頜面外科專科牙醫會用手術切除病人患癌部分；若需要電療，會轉介至西醫。
X 光照片保管	• 於影像中心拍攝。 • 多數沖曬出來，一大張放進大膠袋裡給病人拿回去或者給轉介的醫生，或者列印成本子，每一頁都印著各個成像。	• 診所內拍攝。 • 通常由牙醫診所保管，如病人要求，多數會燒錄光碟給病人。
分類	• 按身體部位而定。	• 口內 X 光和口外 X 光。
工作分配	• 放射科醫生、放射技師、醫學物理學家分工合作。	• 通常只有牙醫和姑娘。

西醫放射學與牙科放射學的對比

極具「吸引力」的磁力共振？

　　談到電腦掃描，牙科電腦掃描通常只拍攝頭部和頸部範圍，病人需要脫下該處能脫下的金屬物品，例如髮夾、眼鏡、項鏈、耳環和假牙。碰上疫情時期，還有口罩。不脫下口罩，就照不到口內X光，因為X光片要放進口腔。照口外X光理論上可以不用脫下口罩，不過口罩的金屬條會造成偽影（artifact），在X光片上鼻樑處形成一片白色，遮蓋該處畫面。有些牙醫覺得可以接受，為了減低疫情傳播風險，寧願病人不脫口罩，由得該處看不清楚。不過病人只照口外X光的可能性很低，多數情況下牙醫都要病人張開口，檢查牙齒，做點清潔。這樣，口罩還是要脫下。其他東西，有些病人反而很樂意脫下，例如手錶、皮帶、口袋裡的錢包、手機、鑰匙，還有病人問哪裡有更衣室可以脫下有金屬帶的內衣。大概他們是習慣了照全身的電腦掃描，那就需要把全身的金屬隨身物件全都脫下；又或者任何部位的磁力共振亦然，避免它們被機器的磁場「嗖」一聲如子彈吸到機器去。筆者曾試過做實驗時忘了放下錢包就走進磁力共振房，被職員痛罵了一頓，結果以後每次想進去都要被職員用金屬探測器掃遍全身。他們還說，你的信用卡可能消了磁，要報廢了，要換。幸好，那次沒事。

　　嚴格來說，並非所有金屬都禁止進入磁力共振房，只有鐵磁性物質（磁鐵）才會被磁場吸引，例如鐵、鈷、鎳。磁場的威力，看看《變種特工》的磁力王就可見一斑，又或者看看這條YouTube片 [10]：釘書機變成炮彈，連整張椅子都被吸進去。很多牙科病人口

裡都裝有金屬，照磁力共振前如果能脫下就脫下，例如活動假牙。其他固定不能脫的例如金屬牙套、牙橋、種牙、箍牙的牙箍、補牙物料，理論上都有可能含鐵磁性物質，不過保養良好者應該不會移位，因為它們的設計是固定的嘛！當然，如果有疑慮應該向牙醫和負責照磁力共振的主診醫生查詢。

磁力共振機的磁力強度稱為「磁通量密度」或「磁感應強度」，單位是特斯拉（tesla, T）。醫學用的磁力共振機強度通常為 1.5T 至 3T，強度越大，對鐵磁性物質的吸力越大。提起 Tesla，大家很自然會想起那間電動車公司。是的，電動車公司名稱和磁通量密度單位都在紀念尼古拉・特斯拉（Nikola Tesla），這位著名的大發明家。特斯拉完善了交流電系統，也可能在時間上比倫琴的宣佈更早一點發現 X 光。喜歡動漫的人也很可能聽過特斯拉，因為他曾熱衷嘗試發明「死光」（death ray），類似鹹蛋超人打怪獸時的絕招。各位讀者不妨 Google 一下。

倫琴在 1895 年照手掌 X 光，瓦爾克霍夫在 1896 年照牙科 X 光。之後一百年牙科放射學與西醫放射學各自發展下去，從起初密不可分變成現在稍微有點「河水不犯井水」的味道，連學術期刊在立場上都有點分離。筆者曾試過投稿到西醫放射學期刊想發表牙科

---

10 practiCalfMRI, "How dangerous are magnetic items near an MRI magnet?", YouTube, uploaded 13 November 2010. From https://www.youtube.com/watch?v=6BBx8BwLhqg.

放射學的研究成果，編輯過了一星期簡單回覆：「不送出去給同行審稿了，牙科的研究到牙科期刊發表去！」當然這只是一個案例，不可代表全部。兩者有機會「分久必合」嗎？我看是有可能的——特別是現今醫學提倡精準醫學（precision medicine），需要收集病人各項身體數據仔細分析，包括X光成像，以便作出個人化治療方案，因此牙科和西醫放射學都要攜手合作。

參考資料：

香港放射科醫學院：〈香港放射科醫學院背景〉。取自 https://www.hkcr.org/aoc.php/background/l,cn

余兆基：〈醫學物理師？〉，《養和杏林牙記》（2016年）。取自 https://mobile.hksh.com/sites/default/files/publications/zh-hant/bd0e040d1261dd9b5d5f9a37ddd328ce.pdf。

practiCalfMRI, "How dangerous are magnetic items near an MRI magnet?", YouTube, uploaded 13 November 2010. From https://www.youtube.com/watch?v=6BBx8BwLhqg.

難離難捨：牙科與放射學

以下會談談牙科放射學這門學問在整個牙科中有什麼用。

很多西醫診所都沒有X光機，例如筆者看的家庭醫生。很多時候，醫生需要用聽筒（聽診器）聆聽筆者的心跳和呼吸，用雪條棍壓住舌頭觀察喉嚨，很少需要照X光。萬一要照，他會寫一張轉介紙叫我去其他影像中心或者醫療中心照，下次覆診才看報告。報告通常都由其他醫生寫好。牙醫和西醫有點不同。牙醫每天在診所裡都少不了照X光和看X光。因此牙科放射學這學問，牙醫每天都用得上。新病人來看牙醫，醫生首先聆聽病人的需要，記錄他過往的病歷，檢查口腔內外，按情況很可能照環口X光片做整體評估，確保頜骨內沒有大毛病。也可能照一對咬翼X光片，檢查大牙的牙縫兩邊鄰面有否蛀牙。這是當年筆者做學生時學校教的一套——X光是口腔診斷和療程規劃（oral diagnosis and treatment planning）的重要一環。

很多情況下都需要照X光

這些基本X光檢查看清楚以後，醫生就按照病人需要安排照其他X光。有牙周病嗎？可能要照全口牙根尖X光片去檢視全口牙槽骨的萎縮程度，從而評估哪些牙齒需要洗牙，哪些需要進行牙根整平術（root planing，俗稱刮牙腳），哪些要動手術割開牙肉洗乾

淨，哪些要加「骨粉」做牙周骨質再生術，哪些無可挽救要剝掉。杜牙根、剝牙（特別是智慧齒）之前，很多時候醫生都要照牙根尖X光片記錄治療前的情況。以下是一些要照X光的情況。

杜牙根

杜牙根之前要看看有多少條牙腳，根管（每條牙腳中心的牙髓）粗幼、有否鈣化和收縮。若牙根拐急彎或者呈C字形則可能需要牙髓治療科專科醫生接手，因為這些複雜的形態需要更先進的技術、儀器和醫生充足的經驗才更有把握將發炎組織清除乾淨。

剝智慧齒及種牙

剝下頜智慧齒之前也要看看有多少條牙腳，牙腳尖有否拐急彎呈勾狀。種牙之前也可能需要照三維的牙科電腦掃描CBCT，確保牙槽骨夠高夠厚可以容納植體，使植體不會碰到附近的神經線或者鼻竇，也不會打進舌下腺窩導致嚴重出血。

口腔頜面矯正治療

箍牙或者做正頜手術之前要照環口X光片和測顱X光片，仔細規劃牙齒甚至頜骨要怎樣移位、要動手術的話要動到哪個程度。

腫瘤或癌症

　　牽涉腫瘤和癌症，就可能要照磁力共振、正電子掃描、電腦掃描（CT）等，跟身體其他部位患癌的病人相似。

　　除了Ｘ光，學術界正研發牙科用的磁力共振和超聲波來檢查頜骨和牙齒。這些成像方式沒有輻射，不過各有限制，以致尚未在牙科普及。總括而言，牙科放射學的角色包括照和看。照Ｘ光要安全、舒適、快捷，得到的影像，要高質素。看Ｘ光要通透、徹底、融會貫通。這當中就包含創新突破、持續進修、從經驗學習，是牙科不可或缺的一門。

Ｘ光部人頭湧湧

　　可能你會好奇，牙科放射學如此重要，牙科學校的Ｘ光部豈不門庭若市？對啊，我會說：「愛如潮水」。每朝九點和下午兩點，各層的診區開始運作：駐院牙醫接見病人，各年級的學生們也抖擻精神努力實習。他們差不多同一時間和自己首個病人打招呼，詢問病歷，做個口腔檢查，然後很多病人就在此時需要照Ｘ光。各診區的Ｘ光房有限，而且某些Ｘ光機只有Ｘ光部才有，更何況學生們可能同時約見了其他病人，沒空照Ｘ光。於是，病人們如一波潮水湧進Ｘ光部。

這波衝擊過後，我們稍稍回氣，中場的病人斷斷續續來到。臨近上午和下午的盡頭，實習的學生們完成當日的療程，就趁自己向老師做實習匯報的時段叫病人來X光部照X光然後回家，又是一波潮水。X光部的職員就像置身廚房，在接待處拿起訂單，走到空置的X光房預備好場地和器材，然後回到候診大堂呼喚病人，核對身份和資料，帶領他入X光房，稍稍彎腰照X光，關門開門，按鈕，沖曬，有問題就重新照，無問題就叫他回候診大堂等叫名，消毒房間，踩腳踏打開垃圾桶蓋丟垃圾，簽好文件交回接待處。然後做下一個病人。

來來回回，壞冷氣和冷氣微弱的日子穿著全套保護衣時大多汗流浹背。每一個動作就算有多麼輕微，每日重複無數次，也少不免導致勞損。因此，很多人的職業病都是腰酸骨痛。

學生與X光部的淵源

默默等待評核機會的來臨

牙科學校的學生需要通過很多個臨床技術評核（考試），其中一個是X光拍攝和判讀。學生要熟悉整個流程，從呼喚病人核對資料、完成拍攝到判讀X光都要顯得成熟可靠，方可過關。其他診區沒應診或者病人稀少的時候，應考的學生們只好呆在X光部「等待果陀」，等待合適的病人出現，也許等到午飯和下班都沒有病人。難得遇到合適病人，照的過程卻發現病人口腔特小或者很易作嘔，

49

成功完成任務固然可喜可賀,照得不好也情有可原,唯有再等待下一個病人。正是電視廣告所講:「打球才下雨,難道連上天都不喜歡我?」然後腦袋響起側田的《好人》:「天都不理我,令我想清楚/感情是來自由弱者/所寫的悲歌」。早知剛才狠心一點將X光片塞進去,叫病人多忍一會,也許就照得好一些,足夠令老師滿意了!——間中聽到學生這樣和同學們抱怨。不要緊,擇日再戰。與愛情一樣,有敬也有愛,既自愛也愛對方。套用到照X光的考試,就是要記得自己的任務,也尊重病人感受。一方面不能失去專業判斷,不斷依賴病人反饋,因為害怕弄痛病人而猶豫不決;另一方面不能殘暴不仁,無視X光片壓得病人牙肉發白,也執意擺放到自認為完美的位置。

也許只見一面的關係

　　學生和病人在X光部的相遇,可謂「一期一會」:因為學生不是X光部的職員,只會很間中到這裡實習,而病人也不需要每個月都來照X光,所以未必有機會再碰面。每個相遇都很特別。在其他診區實習時,例如洗牙、補牙、杜牙根,病人往往與學生稍事交代來龍去脈後就要長時間張開口,直到中途漱口休息、治療時間到,或者療程完結後才能再和學生聊天。在X光部,病人卻好像去了日本餐廳吃「廚師發辦」,學生告訴他現在照這顆牙齒,然後將X光片放進他口裡,照完了就換下一張放下一個位置。轉換期間學生可能問:「剛才覺得怎樣,沒有不舒服吧?」病人可能答:「還可以,感覺有點硬,有點壓住牙肉。」然後學生說:「明白,下一張應該

好一點。來，試一下。」病人又張嘴讓學生將新的 X 光片放進去，完成後說：「這次好多了，有進步。」令初來乍到的學生大感鼓舞。另一個情景，病人熱淚盈眶，勉為其難，照完後說：「很不舒服。」令學生一半內疚，一半慶幸完成任務。再一個情景，病人可能舉手示意要學生將口內的 X 光片拿出來，然後說：「不行，頂住了很痛。」於是學生可能給他一張紙巾擦擦嘴，安慰一番，再試一次，戰戰兢兢，心裡膽怯。換一個情景，病人眼睛紅筋暴現，舌頭下沉，喉嚨張開，此時大部分學生都十分機警，馬上抽出 X 光片，解除危機，一額冷汗。末日情景是，火山爆發，威力強大——病人嘔吐不止，遊戲頓時結束，學生化身清潔工妥善清潔椅子和地板，也要協助病人清潔衣服。

病人看到學生年輕，可能很願意鼓勵他們，覺得像極自己兒女小時候的模樣，又是未來社會棟樑，說：「真是年輕有為！加油呀！」病人看到學生年輕，也可能很害怕，害怕自己成為「白老鼠」被學生練習，尤其是遇到清純的學生鞠躬說：「你好，我是某某。這是我第一次實習照 X 光。照得不好，請多多包涵。」；也可能很抗拒，會欺負他們，說：「你到底行不行的？別找個學師未滿的小徒弟來折磨我好不好？」我剛畢業的時候，也曾有病人問：「你看起來那麼年輕，行不行的？醫生還是老練的好！」初為老師時，穿上保護衣在診區指導一組各自診治病人的學生，偶然姑娘都會問：「你逛來逛去，是要找老師檢查嗎？你老師是誰啊？」我和老婆新婚後初到街市買菜，額頭鑿著「水魚」兩個字，每停在一檔，檔主都自動推介買什麼，還未說好就已經動手切動手稱重；去

睇樓（看房子）時，經紀先帶我們看日久失修、塵埃滿佈的廢墟，再去反襯一手樓的精緻，見我們都不感興趣就掏出手機說有熟客找他成交，遺棄我們在街上。醫患溝通是人與人之間的互動，是個趣味盎然的課題。

聚「首」一堂

學生實習一個上午或者下午，三個小時的實習時段在扣除前前後後的匯報時間和預備工夫，做治療的話頂多處理兩三個病人。來X光部實習的話，忙起上來替十個八個病人照X光乃等閒事。簡直是甄子丹「葉問」上身：「我要一個打十個！」學生倍感自豪背後的另一重意義是，如果學生做得慢，最壞情況是會在無意中拖慢其他部門好幾個學生、醫生、教授的工作。在繁忙的時段，X光部房間全開都未必夠用。好像上班時段的香港站，即使站頭的三條扶手電梯全部向上都無法疏導人流，要排成長長人龍。我們有預約照X光和電腦掃描的病人，也有從其他診區臨時來的病人，遇上牙科學生或者牙齒衛生員學生來X光部實習的話，他們就可以忙一番了。正實習篩選病人的牙科學生會帶自己的病人來照X光。低年級牙科學生和牙齒衛生員學生也會來上課，練習為假頭（phantom head）照X光。最後還有做科研的學生，他們會帶病人來照X光，還會帶標本來照X光。這麼多年來，看過很多標本：各式做手術和修補骨頭的物料、豬頭、牙齒，甚至經鎮靜了的毛茸茸的白兔。

　　科技進步，現在連去餐廳都要用手機掃描二維碼自助下單。也許若干年後，說不定主流的X光部都轉用自助形式，好像做新冠肺炎快速測試般方便。病人坐在椅子上用手機掃二維碼看教學短片，自行擺好X光片或者配合人工智能的機械人，然後按鈕送出訂單。身處中央控制室的醫生就會收到亮燈提示，從閉路電視熒幕確認病人預備好，就按按鈕射出X光。當電腦自動判讀，寫好報告，確認內容無誤後就傳送到主診醫生處，大功告成。聽起來很科幻，不過2022年尾推出的人工智能聊天機械人ChatGPT已經風靡全球，用家只需輸入問題，機械人就會詳盡回答，答案頭頭是道。據說ChatGPT給出的答案還能通過美國醫科的執業考試和大學的法律考試！誰說人工智能將來不可以自行判讀X光片和撰寫報告呢？

　　不過無論如何，可以肯定的是，牙科放射學在未來將會更加舉足輕重。

延伸閱讀：

Fung, Kelly, "Hot Topics: ChatGPT's challenges and charms for the classroom — here's what educators think of revolutionary AI chatbot", SCMP Young Post (27 February 2023). From https://www.scmp.com/yp/discover/news/global/article/3211385/hot-topics-chatgpts-challenges-and-charms-classroom-heres-what-educators-think-revolutionary-ai.

牙科放射學是專科？

　　香港大學是本地唯一一間提供牙醫學位課程的大學，正籌備牙科放射學的理學碩士課程，歡迎有志進修這門學問的牙醫和西醫報讀[11]。不過在香港，牙科放射學不是法定認可的牙醫專科，所以讀完上述課程並不會令畢業生成為專科牙醫。香港現有八個專業認可的牙醫專科，他們的主要功能詳見下表：

牙醫專科	主要職責
牙齒矯正科專科	箍牙
口腔頜面外科專科	剝智慧齒、治療腫瘤癌症、正顎手術
牙周治療科專科	治療牙周病
牙髓治療科專科	杜牙根
兒童齒科專科	專門醫治兒童牙齒問題
修復齒科專科	鑲回缺失的牙齒（整假牙）
家庭牙醫科專科	家庭牙醫
社會牙醫科專科	了解公眾的牙齒現況、提升公眾對牙齒健康的關注度

11　Taught Postgraduate Admissions, The University of Hong Kong, "Master of Science in Oral and Maxillofacial Radiology & Diagnostic Imaging". From https://admissions.hku. hk/tpg/programme/master-science-oral-and-maxillofacial-radiology-diagnostic-imaging.

哪些國家承認牙科放射學專科醫生？

　　承認牙科放射學專科醫生的國家大約有 39 個，分散於全球各地。根據 2009 年和 2018 年出版的兩篇文獻[12]，巴西擁有最多牙科放射學專科醫生，而最早承認牙科放射學專科醫生的國家是印度，早於 1959 年開始認可其專業資格。下表將這些國家列舉，並說明首次認可年份及專科醫生人數，可作參考之用。由此可見，很多國家只有十來個牙科放射學專科醫生，甚至只有一人，可謂舉世無雙，稀有程度直逼大熊貓。

地區	國家	首次認可年份	牙科放射學專科醫生人數（大約）
亞洲	印度	1959	300
	伊朗	1985	75
	約旦	1993	2
	黎巴嫩	1995	10
	泰國	1996	15–30
	印尼	2004	20
	沙特阿拉伯	2004	7
	南韓	2005	30
	日本	2007	300 #
	科威特	不詳	1
	敘利亞	不詳	不詳

12 Ruprecht, A. (2009). The status of oral and maxillofacial radiology worldwide in 2007. *Dentomaxillofacial Radiology, 38*(2), 98–103; Bamgbose, B. O., Suwaid, M. A., Kaura, M. A., Sugianto, I., Hisatomi, M., & Asaumi, J. (2018). Current status of oral and maxillofacial radiology in West Africa. *Oral Radiology*, 34(2), 105–112.

地區	國家	首次認可年份	牙科放射學專科醫生人數（大約）
歐洲	瑞典	1981 或 1982	50
	英國	1984	30 #
	保加利亞	2001	不詳
	挪威	2006	6
	芬蘭	2007	20
大洋洲	澳洲	1989	10 #
美洲	加拿大	1973	10
	巴西	1973 或 1975	2,000–3,500
	秘魯	1995	15
	巴拿馬	1997	1
	美國	1999	100 #
	委內瑞拉	2000	2
	阿根廷	2006	不詳
	薩爾瓦多	不詳	3
	伯利茲	不詳	0
	哥倫比亞	不詳	0
	格林納達	不詳	0
	智利	不詳	不詳
	巴哈馬	不詳	不詳
非洲	利比亞	1979	1
	肯尼亞	1995	3
	突尼西亞	1998	1
	蘇丹	2006	4
	尼日利亞	2014	3 #
	埃及	不詳	20
	貝寧	不詳	5
	烏干達	不詳	2
	迦納	逐個申請 個別考慮	不詳

根據 Bamgbose et al. (2018)。其餘數據根據 Ruprecht (2009)。

　　這些國家的牙科放射學專科培訓課程歷時 1 年至 6 年不等，課程內容通常包括輻射物理、輻射保護、基本和進階成像的判斷。為了準確理解成像，也要認識成像怎樣拍攝和各式儀器裝置的運作原理。成為專科醫生後，有些國家要求他們持續進修去維持專科資格，有些國家要求定期再考試，有些則沒有規定，即是「過了海就是神仙」。

　　在美國牙科放射學專科醫生可以獨自或者以合夥人方式工作，接收來自其他牙醫或者診所傳來的 X 光和其他醫療成像（如電腦掃描、磁力共振）。經仔細判讀，記錄所見，列出鑑別診斷，寫好報告附上重點截圖，交回轉介的牙醫。他們遠在另一個州遙距工作亦可以，稱為遠程放射學（teleradiology）。他們需要的是高清的電腦熒幕和燈箱、合適的電腦程式、舒適的環境。外國有些大學的牙科醫院裡，牙科放射學專科醫生除了為每張 X 光寫報告，還會把關，批核每個送去 X 光部照 X 光的指示，覺得不合適、不符合病人利益就會打回頭，拒絕照 X 光的要求。著重科研的大學裡，牙科放射學專科醫生就做研究，看看怎樣善用 X 光看到各種疾病，及早治療；又探討怎樣令 X 光照得更清楚、輻射量更低。沒有這些生態的地方，牙科放射學專科醫生就做回普通牙醫的工作。

當牙醫是病人的時候……

　　從上述介紹可以看出，牙科放射學專科醫生很多時候是對著 X 光片而不是對著病人。教學時老師和學生們也圍住 X 光片團團轉，

圍住病人的情況很少。說起來，筆者也試過被人簇擁，感覺卻不太飄飄然，皆因當時筆者身為病人。大約大學二年級的時候，智慧齒斷斷續續不舒服，附近牙肉腫起來，咬東西和刷牙都痛，還流血和流膿。照了一張環口X光片，看到智慧齒牙腳很接近神經線，而且牙冠牢牢頂著前面的大牙。經過判讀，認定手術比較困難，適合做教學示範。於是手術科的老師說：「小意思，我幫你拔掉。到時候有幾個高年級師兄師姐在旁觀摩，不介意吧？」看著他慈祥而深邃的藍眼睛，筆者說：「好呀，謝謝你的幫忙。」

　　幾星期後，筆者的環口X光片釘在牆上的燈箱，筆者就躺在牙椅上，刺眼的手術燈射下來，姑娘馬上用消毒布蓋上筆者的眼睛和身體，只露出嘴巴。那時候筆者還未學習如何拔智慧齒，也懶得預習，反正再過兩三年才學習這個課題。於是聽著老師邊動手邊解釋過程，和師兄師姐們對答，似懂非懂。只聽到師兄說那牙齒鬆動了。拔牙當然弄鬆才能拔出來吧？還覺得他大驚小怪，就好像人們去海洋公園看熊貓時說：「看呀，牠吃竹葉呢！」然後聽到電鑽聲，嘴巴感受到擠壓，帶血腥味的口水有吸管吸掉。如是者不知過了多久，大功告成。遮蓋眼睛的消毒布被拉開的瞬間，老師的眼睛笑著說：「做得好。」緊接一眾前輩湊過來，或拍拍筆者的胳膊，或豎起大拇指，好像筆者剛從月球回來。可是隔著口罩也看得出他們好像是在安慰我。剛才的師兄用中文說：「剛才手術期間，你智慧齒前面的那顆大牙也很搖很鬆動呀，不知有否問題，要再跟進。」恍然大悟，原來他說的鬆動牙齒不是智慧齒呢。

　　的確，阻生的智慧齒橫躺著，牙冠「頂頭槌」頂著前一顆牙齒的牙腳，導致兩顆牙之間的牙槽骨收縮。智慧齒的冠周炎令情況雪上加霜，發炎進一步令骨頭收縮，所以前一顆牙齒少了很多骨頭包裹牙腳，容易鬆動，發炎也容易蔓延過去，造成牙周病。這些情形，在判讀手術前照的 X 光片都可以預見，所以老師才說手術困難要親自動手，避免手術期間連前面那顆鬆動的大牙都脫了出來。

　　幾個月後，拔掉智慧齒的傷口復原了，可是那裡的牙肉偶然紅腫含膿。照了牙根尖 X 光片後，發覺前一顆牙齒的牙腳被陰影包圍，應該是牙髓發炎壞死，要杜牙根。可是 X 光片顯示牙根好像呈 C 字形，要徹底清除發炎壞死的牙髓很困難。這下又是教學示範的好材料。幾星期後，再次躺在牙椅上，刺眼的射燈射下來。這次不須消毒布覆蓋眼睛，不過射燈旁邊有攝錄鏡頭拍攝筆者的口腔。師兄師姐們同樣圍繞著筆者，還有更多的師兄師姐和碩士生們坐在隔壁看直播。教授授課，示範杜牙根，筆者再次成為示範病人。教授完成杜牙根部分，交給另一位老師接手，負責填補牙冠鑽開的洞口。老師笑著說：「完成了。接下來你要做一頂人造牙冠套住這顆牙齒，保護它使它不容易裂開」。於是筆者找另一個科目的老師，他說：「沒問題。有個畢業班的師姐還差一個做牙冠的病人來應考臨床考試，時間剛剛好。你不介意吧？」

　　幾個星期後，又再次躺在牙椅上，刺眼的射燈射下來。師姐說：「感謝你呀！若不是你，霎時間我不知道從哪裡找來合適的病人。」她和藹可親的笑容，令筆者放鬆不少。她還說，新照的牙根

尖X光片看得出杜牙根杜得很好，填充物料填得飽滿，再不怕細菌侵入牙齒裡面造成發炎了。她這麼判讀一番，令筆者更鬆一口氣。她和老師交代了幾句，考試就開始了。鑽針放進筆者的口腔裡，圍著下顎那顆大牙打磨，慢慢將它磨低、磨幼，將來套上牙冠，牙齒便會恢復原本尺寸，不會變得過大了。鑽針打磨牙齒近舌側一面時，師姐用鏡子隔開舌頭，避免鑽針磨損舌頭。時間一點一滴過去，師姐漸漸加速。突然我的舌頭一陣清涼，師姐冒出了一句髒話，我先是感到一陣青檸的清新，然後一陣血腥。她用棉花壓著舌頭破損處止血，說：「輕輕碰了一下，別擔心。小事兒，過幾天請你吃一頓大餐。」我乏力地舉起「OK」的手勢，這是「肉隨砧板上」。過了一會，她說：「止血了。我找老師來檢查。」老師來到，仔細檢查牙齒磨得圓滑不圓滑、夠不夠，然後叫師姐去拿印牙模的物料。師姐遠去，老師問：「還痛不痛？」筆者說：「少許。」老師說：「回家用消毒漱口水漱口吧，很快康復的。」這次沒有照X光，沒有人圍觀。

不管專科與否，只要是牙醫就能用一雙巧手服務病人，藉著無色的X光發揮光芒。《聖經‧馬太福音》第五章說：「你們是世上的鹽。鹽若失了味，怎能叫它再鹹呢？以後無用，不過丟在外面，被人踐踏了。你們是世上的光。城造在山上，是不能隱藏的。人點燈，不放在斗底下，是放在燈台上，就照亮一家的人。你們的光也當這樣照在人前，叫他們看見你們的好行為，便將榮耀歸給你們在天上的父。」

參考資料：

Ruprecht, A. (2009). The status of oral and maxillofacial radiology worldwide in 2007. *Dentomaxillofacial Radiology, 38*(2), 98–103.

Bamgbose, B. O., Suwaid, M. A., Kaura, M. A., Sugianto, I., Hisatomi, M., & Asaumi, J. (2018). Current status of oral and maxillofacial radiology in West Africa. *Oral Radiology, 34*(2), 105–112.

Taught Postgraduate Admissions, The University of Hong Kong, "Master of Science in Oral and Maxillofacial Radiology & Diagnostic Imaging". From https://admissions.hku.hk/tpg/programme/master-science-oral-and-maxillofacial-radiology-diagnostic-imaging.

第二章

走進
X 光房

X 光是怎樣鍊成的

要理解 X 光的產生，先要從了解 X 光機的構造開始。

X 光機的主要結構

X 光機內的主要結構是 X 光管（圖 2.1.1）。X 光管是個真空玻璃管，內有陰陽兩極。

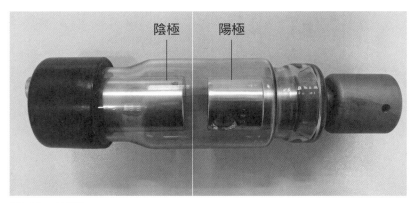

陰極　　　陽極

圖 2.1.1　　X 光管

陰極一面有鎢絲繞成的線圈，裝在一個聚焦杯（focusing cup）內。鎢絲大約長度 1 厘米、直徑 2 毫米，一旦有足夠電流通過就會變熱產生白熾（或者稱為白熱，即當某物體到達一定的高溫

時，會產生白光）現象，射出電子。聚焦杯用鉬製造，像個坑洞，
這種拋物線般鍋狀的設計可以集中射出的電子，使它們變成窄窄的
一束射向陽極的標靶，名為焦點的位置（圖 2.1.2）。

鎢絲　　　　焦點

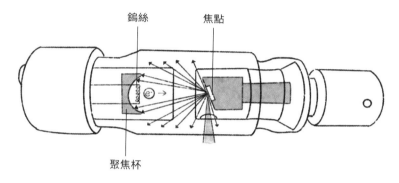

聚焦杯

圖 2.1.2　　X 光管內的結構

　　陽極一面有一大塊銅塊，對著陰極的鎢絲線圈，對應位置裝
著一塊鎢造的標靶。電子會迎面而來，高速撞擊標靶。X 光怎樣產
生？主要有兩個要點：溫度和速度。鎢絲線圈因加熱而白熾，產生
電子高速衝向標靶，撞擊瞬間，動能 99% 轉化為熱能，1% 轉化為
X 光。X 光管和外殼之間注滿油，和銅塊一樣負責吸熱散熱。

制動輻射與特性輻射

　　X 光機產生的 X 光分成兩個光譜，分別叫制動輻射和特性輻
射，我們一按鍵兩者就同時產生。

　　制動輻射又名軔致輻射和剎車輻射，英文叫 braking radiation，不過教科書一般用德文稱呼：bremsstrahlung。考試時筆者通常寫不出，太難串了；讀音大概是邦什麼轟隆，感覺很威猛。據說源自德語中 bremse 和 strahlung 兩字，前者意思是剎停，後者意思是輻射。電子高速衝向標靶，如果直擊標靶的鎢原子核，就會失去全部動能，轉化產生一粒高能量的 X 光光子。如果電子近距離經過鎢原子核，就會被吸引減速轉向，失去部分動能，這些失去的能量會轉化產生很多粒低能量的 X 光光子。電子越近經過鎢原子核，產生的 X 光光子能量就越大；直擊鎢原子核，產生的 X 光光子能量就最大。因此制動輻射會產生一系列能量從小至大的 X 光光子，而弱弱無為的低能量佔大多數，會被 X 光管頭的濾光板過濾掉。剩下的高能量 X 光光子就可拍攝牙科 X 光片了。

　　相比之下，特性輻射（characteristic radiation）只佔產生出來的 X 光的一小部分。被電子射擊的鎢原子會離子化或者受激活，回復基本狀態時鎢原子本身的電子會釋放特定能量的 X 光光子。這個過程中，每種化學元素釋出的光子都有各自獨特的能量水平，故名為特性輻射。鎢原子射出的特性輻射有 K 線和 L 線，L 線能量過低沒有診斷效用。X 光機（X 光管）需要使用 69.5 千伏特（kV）或以上的電壓運作才可以產生 K 線，而牙科 X 光機通常用 50 至 90 kV 電壓運作，所以只有部分使用情況下才會產生 K 線。應用上特性輻射只佔很少，在牙科 X 光裡可有可無。不過，特性輻射在化學和考古學等其他範疇很有作用，用於元素分析和化學分析，從樣本射出的特性輻射可以用作判斷樣本含有什麼物質，例如有什麼金屬。

當 X 光到達人體

特性方面，X 光是電磁波一種，有著著名的「波粒二象性」，看成電波時有波長和頻率，看成光子時又有粒子特性。X 光無色、無味、無臭，光速並以直線行進。與可見光不同，光學鏡例如放大鏡無法將之聚焦。X 光的減弱遵守平方反比定律（inverse square law）[1]：離開 X 光源雙倍距離，強度只剩下四分之一（圖 2.1.3）。

X 光與人體之間可以出現四種情況：無損能量地完全散射、被人體吸收全部能量、被人體少許吸收能量並且少許散射，和無損能量地穿過（沒有互動）（後頁圖 2.1.4）。打個比方，經過路口遇到路霸攔在路口要收過路錢：百米飛人保特可以轉彎避開而無須減速，

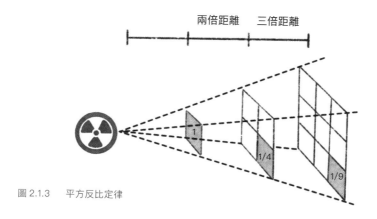

圖 2.1.3　平方反比定律

1　在任何的物理定律中，如果某種物理量的分佈或強度，會按照距離來源的平方反比而下降，就遵守了平方反比定律。

67

就是無損能量地完全散射；劉禪經過只好雙手奉上錢包，就是被吸收全部能量；旅客經過可能半推半就付些錢了事，然後轉向前進，就是少許散射以及少許吸收能量；換成關羽騎著赤兔馬手持青龍偃月刀通過，自然是「直行直過」不受任何影響。

1. 無損能量地完全散射

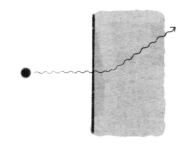

2. 被人體吸收全部能量

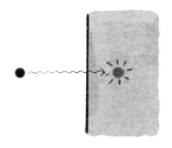

3. 被吸收少許能量、少許散射

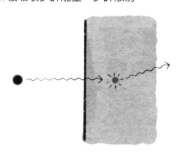

4. 無損能量地直接穿過

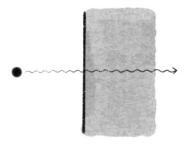

圖 2.1.4　　X 光與人體之間可以出現的四種情況

光電效應與康普頓效應

在原子層面，牙科 X 光有兩種互動值得在此簡介：光電效應（photoelectric effect）和康普頓效應（Compton scattering/effect）。這裡有三個主角：X 光光子、外層電子和內層電子（圖2.1.5）。

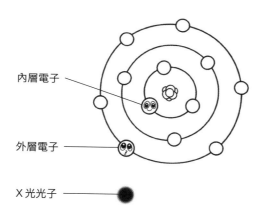

內層電子

外層電子

X 光光子

圖 2.1.5　X 光光子、外層電子和內層電子

● 光電效應

光電效應牽涉低能量光子的純吸收。X 光光子接觸到身體組織的原子後，能量全部被後者的內層電子所吸收。X 光光子失去所有能量而消失，同時間吸收了 X 光能量的內層電子會從身體組織的原子射出，射出來的就叫作光電子，與附近身體組織互動。內層電子的空缺，會由這顆原子本身的外層電子一粒一粒向內填補。好像看

演唱會時前排座位有觀眾因急事提早離場，坐後面的人向前補上，再後面的人會跟著坐前去，一個接一個。外層電子跌落內層時會釋放多餘的能量，發光發熱。最終原子從身體組織找到一粒新的自由電子就填滿外圍空缺，原子重新變得穩定。就是一個沒買票的人進了場，坐進場館最外圍的空位；當所有座位都有人坐著，就不會再有人調位了，大家終於安安定定看演唱會（圖 2.1.6）。

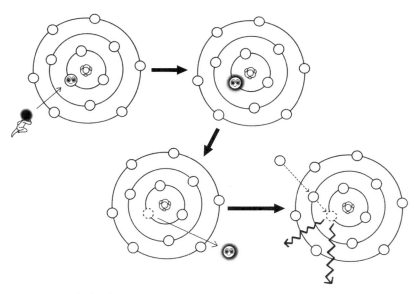

圖 2.1.6　　光電效應示意圖

　　至於那顆離開了的光電子便開始與附近身體組織互動。它就仿效當初的 X 光光子，接觸另一顆原子，傳能量給它的內層電子，使它亦成為光電子彈出來。新產生的光電子又會再去接觸另一顆

70

原子，即是光電子干擾Ａ原子，Ａ原子因此生出的光電子又去干擾
Ｂ原子，Ｂ原子因此生出的光電子又去干擾Ｃ，如此類推，循環不
息。即是那位無奈提早離場的觀眾朋友心有不甘，去第二個場館並
趕走那裡第一排的一個人才肯罷手，一路循環。這些高能量的光電
子離子化（拆散）身體組織，造成破壞。光電效應發生機率與電壓
遵守立方（即是三次方）反比定律：電壓越低，光電效應發生機率
越高。因此以低電壓運作的Ｘ光機通常會增加病人的吸收劑量（不
過成像的對比會相對明顯）。

● 康普頓效應

　　相反，康普頓效應牽涉高能量光子的吸收和散射。Ｘ光光子接
觸到身體組織的原子後，部分能量被後者的外層電子吸收。吸收
了少許能量的外層電子，會從原子射出，這種電子便稱為康普頓
反衝電子（Compton recoil electron）。至於本來的Ｘ光光子雖然
失去部分能量，但沒有消失而且改變方向繼續前進（散射）（後頁
圖 2.1.7）。它可以繼續與其他原子互動，發生康普頓效應或者光電
效應。換句話說，它們既可以繼續與附近身體組織互動，也可以穿
透身體組織離開。離開後去哪兒？當然是在Ｘ光房內前進，彈來彈
去，形成散射輻射。如果在沒有防護裝備的情況下站在病人旁邊，
散射輻射就會進入醫護體內，變成在醫護體內發生康普頓效應或者
光電效應。若Ｘ光房有破損或者不關門，散射輻射就有可能射出房
外影響外面的人。不過散射的方向通常向前，少量Ｘ光光子會向後
散射。同樣，這個過程亦會把身體組織離子化。

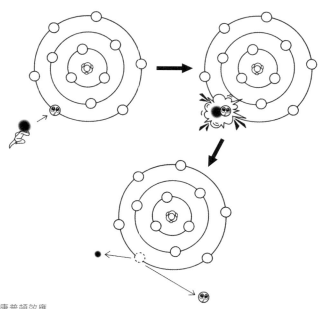

圖 2.1.7　　康普頓效應

　　順帶一提，美國物理學家阿瑟・康普頓（Arthur H. Compton）
在 1923 年發表文章，解釋他發現了康普頓效應。結果，他於四年
後 1927 年榮獲諾貝爾物理學獎。遙想發現 X 光的倫琴於 1901 年獲
得首屆諾貝爾物理學獎，相隔 26 年。光電效應呢？據說德國物理
學家海因里希・赫茲（Heinrich R. Hertz）早於 1887 年發現，比
起倫琴於 1895 年為其妻子照的全世界第一張人類 X 光還要早。因
為光電效應牽涉低能量光子，適用於各種電磁波例如可見光，而不
限於 X 光光子，所以當中涉及的原理十分複雜。赫茲以後很多科學
家接力研究並嘗試解釋光電效應，最後愛恩斯坦終於解釋清楚，因
此他於 1921 年榮獲諾貝爾物理學獎。還記得上面提及過的特性輻

射嗎？它由英國物理學家查爾斯‧巴克拉（Charles G. Barkla）發現，於1917年榮獲諾貝爾物理學獎。除此之外，很多早期諾貝爾物理學獎得獎者都是因為 X 光相關研究而榮獲殊榮。可惜到目前為止，X 光機依舊浪費能源，99% 能量都變成熱力，只有1% 變成 X 光射出。有朝一日，如果有科學家能有所突破，令 X 光機餘下的99% 能量都盡變 X 光，很大機會躋身名人堂。

延伸閱讀：

McCollough, C. H. (1997). The AAPM/RSNA physics tutorial for residents. X-ray production. *Radiographics*, *17*(4), 967–984.

White, S. C., & Pharoah, M. J. (2018). Chapter 1: Radiation physics. In: *White and Pharoah's Oral Radiology: Principles and Interpretation*. Elsevier Health Sciences.

Whaites, E., & Drage, N. (2013). Chapter 2: The production, properties and interaction of X-rays. In: *Essentials of dental radiography and radiology*. Elsevier Health Sciences.

2.2
細數輻射單位和量度方法

老婆問:「你看,我今天有什麼不同?」我馬上命令腦袋細胞總動員。看啊看,看見她塗了眼影,豎起大拇指答:「眼影好漂亮!讚!」然後她續問:「你覺得是什麼顏色?跟之前有什麼不同?」我「左看右看上看下看」,說:「這次是銅色,上次是啡色。」接著就被她埋怨和恥笑,說我每次不是說銅色就是啡色,有點色盲。她說眼影有很多顏色,例如咖啡色、焦糖色、奶茶色、卡其色、摩卡色、杏色等,不是加了閃粉就叫銅色,沒加閃粉就叫啡色。我不禁想起一個大種類下又細分出不同分支的輻射單位,恍然大悟,也許它們道理是一樣的!

電離輻射單位

電離輻射的單位琳瑯滿目,如同顏色。輻射劑量有很多層概念,分別是吸收劑量、當量劑量、有效劑量、集體劑量,和劑量率。各個概念底下有各自的輻射劑量單位。避免混亂,以下我只介紹國際單位制(SI unit)下的單位。

吸收劑量

首先是吸收劑量(radiation absorbed dose, D)。它意思是每一個單位的質量吸收到多少輻射能量[2]。吸收劑量的單位為戈瑞

74

（戈），英文叫 gray，簡稱 Gy。一戈瑞（1 Gy）即是每公斤物質吸收了一焦耳（joule, J）輻射能量。可能有人問，一公斤我明白，一焦耳能量又即是多少能量呢？由於有不同的定義，因此這個問題很難以三言兩語說清。廣為人所熟知的定義如下：一焦耳就是施加一牛頓（這裡的牛頓是單位名稱，英文名稱為 newton，簡稱 N）作用力時其經過一米距離所需的能量；另一個解釋是一焦耳等於以一秒時間作計算範圍下，此期間一安培（ampere，簡稱 A）電流通過一歐姆電阻（resistance of one ohm）所需的能量。

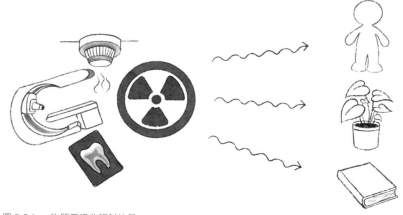

圖 2.2.1　物質正吸收輻射能量

2　衛生署放射衛生科：〈輻射健康系列一：診斷放射學的輻射防護指引〉。取自 https://www.rhd.gov.hk/tc/pdf/Pub1_chinese.pdf。

當量劑量

接著是當量劑量（或叫等效劑量，英文名稱 equivalent dose, H）。它是吸收劑量（D）乘以輻射加權因子（radiation weighting factor, WR）得出的積。當量劑量單位是希沃特（希，或者叫西弗），英文叫 sievert，簡稱 Sv。加入輻射加權因子是要考慮各類電離輻射會為身體帶來不同的影響，例如阿爾法粒子只能穿透身體器官或者組織幾毫米，不過會釋放全部能量並被身體吸收。相反，X 光和伽瑪射線可穿透人體然後離開，所以人體只吸收部分能量。因此，阿爾法粒子的輻射加權因子定為 20，中子大約定為 5 至 20（視乎自身能量），質子定為 2，而貝他粒子、X 光和伽瑪射線定為 1（圖 2.2.2）。頭腦清醒的讀者此時會發現，X 光的吸收劑量等同當量劑量。

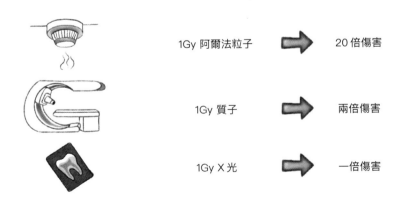

圖 2.2.2　吸收劑量換算成當量劑量

有效劑量

然後是有效劑量（effective dose, E）。它是當量劑量（H）乘以組織加權因子（tissue weighting factor, WT）得出的積。其單位和當量劑量一樣，亦即是希沃特（希）。它代表人體局部吸收輻射以致全身所承受的總風險。換句話說，如果 X 光同時射到大腦、食道、甲狀腺等，由於每個器官對輻射的敏感度（因輻射而受損的風險）不一，各身體部分的組織加權因子都會有所不同。例如國際放射防護委員會（International Commission on Radiological Protection, ICRP）認為胃部比較敏感，組織加權因子定為 0.12；皮膚不太敏感，0.01 就好。全身所有組織的加權因子總和等於一。隨科學不斷進步，科研數據不斷累積，組織加權因子亦會有改動。例如 1977 年時胸部的組織加權因子是 0.15，1990 年時改為 0.05，到了 2007 年就改為 0.12。

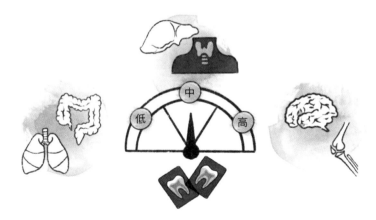

圖 2.2.3　各器官承受的風險都不同

集體劑量

還有的是集體劑量（collective dose, S）。它是有效劑量（E）乘以特定族群的人口數。單位是人希沃特，英文叫 man-sievert。可以用作評估某一次事件或意外放出的輻射對受牽涉人口的整體健康影響。

劑量率

最後是劑量率（dose rate），它是指某物質在每一個單位時間內吸收到多少輻射劑量。視乎所使用的是哪種劑量概念，就用哪種單位。一般會用當量劑量（H），於是單位便會表現為微希沃特 / 每小時（microsievert/hour）。假設有兩個人各自吸收了 10 微希沃特的輻射，第一個人在一小時內吸收了全部輻射，劑量率便是 10 微希沃特 / 每小時；第二個人花了 10 小時才吸收了全部輻射，劑量率便是 1 微希沃特 / 每小時了。

香港天文台設有「環境輻射監測計劃」，實時監測香港輻射水平。每小時平均劑量率大約是 0.1 微希沃特 / 每小時 [3]。輻射監測網絡有 12 個固定監測站，站內設有高壓電離室、放射性碘取樣器、高容量空氣取樣器和總沉積物收集器，分別用來監測環境伽瑪劑量率和收集放射性碘、大氣飄塵、沉積物樣本。除了固定監測站，還有流動檢測。天文台有一套空中輻射監測系統探測器，出動時會安裝到政府飛行服務隊的直升機上，空中巡邏收集數據。另外有一架輻射巡測車到不同地區採集樣本。詳情請參閱天文台網頁 [4]。

輻射劑量計

量度輻射量，要用輻射劑量計（radiation dosimeter）。輻射劑量計有很多種，針對牙科 X 光可以集中介紹兩種。

熱發光劑量計

第一種是熱發光劑量計（thermoluminescent dosimeter, TLD）。TLD 通常製成一塊膠牌，像名牌般扣在上衣胸前（後頁圖 2.2.4）。TLD 裡面藏有會熱致光（或稱熱發光、熱釋光）的晶體。當它被 X 光照射，就會儲藏輻射能量。每個月結束後，交給職員拿回實驗室。TLD 經加熱就會將蘊藏的能量轉化為可見光釋放出來，光度與之前吸收的輻射量成正比。晶體的密度與人體軟組織相近，因此可以估算吸收劑量。擁有熱致光特性的物料包括氟化鈣、氟化鋰、硫酸鈣、硼酸鋰、硼酸鈣、溴化鉀和長石，TLD 最常用氟化鈣或者氟化鋰。

如果實驗室報告說某個月 TLD 內的能量超標，或者比其他月份高很多，就有可能表示用家在當月身體也多吸收了輻射，要小心跟進查找原因，例如 X 光房防輻設施是否有破損，或者使用 X 光的工作流程有否錯誤。當然，TLD 不是全天候掛在用家胸前。如果

3　香港天文台：〈實時香港輻射水平〉。取自 https://www.hko.gov.hk/tc/radiation/monitoring/index.html。

4　香港天文台：〈環境輻射監測計劃〉。取自 https://www.hko.gov.hk/tc/radiation/monitoring/landing_ermp.html。

TLD不慎遺漏在X光房內很長時間，醫生病人進進出出，房內進行無數次X光檢查，那TLD就會意外吸收無數次X光了。相反，如果用家工作時把TLD漏在更衣室裡，那TLD就永遠只會顯示生活背景輻射的輻射量了。TLD的好處是比較便宜，除了名牌還可以做成戒指戴著；壞處是數據無法即時讀取，因數據讀取需時而且要另行記錄。

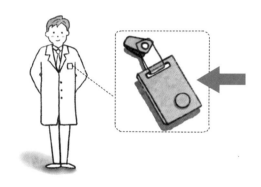

圖 2.2.4　熱發光劑量計

游離腔

　　第二種輻射劑量計是游離腔（或氣體游離腔，英文名稱ionization chamber）。外形看起來像個燙斗，又像個蛋糕盒，上面有個電子熒幕，以數字和測量棒顯示實時輻射量（圖2.2.5）。游離腔裡面的正負電極之間充滿氣體（空氣），X光射到氣體會將之拆散成為離子，形成電流而使機器偵測到並得到讀數。游離腔內要保持乾爽，如果設計能通氣，就要有乾燥劑。X光機在房內射出X光期間，房外的輻射水平不應該超出法定水平，職員可以拿著游離腔

指向房門、門框、牆身各處，看看電子熒幕上的數字有否超標。每類、甚至每部 X 光機發出的 X 光強度都不盡相同，而每間 X 光房的尺寸和設計又有出入，所以每次 X 光房間隔改動或者更換了擺放的 X 光機後都要通知輻射管理局，還要確保房外的輻射水平不超標。逐寸測量，好像掃雷時用金屬探測器掃來掃去，確保每一個位置都檢查過；不只四面牆，有需要時甚至要到樓上及樓下量度，確保沒有過量輻射穿透天花板和地板到達上下樓層。

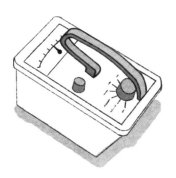

圖 2.2.5　氣體游離腔

　　X 光房門很重，裡面包裹鉛板阻隔輻射。X 光房門可以是趟門，也可以是掩門。不論設計，都要小心使用，好好保養，以免損壞導致有可能洩漏輻射。以前的趟門很笨重，學生要像滑浪風帆選手般雙手抓緊把手，身體跟著門一齊移動，不能耍帥原地佇立單手開門關門。後來有感不便，新趟門做得比較輕，使學生不用照 X 光前去健身，或者去訓練臂力。結果有些趕時間的學生用力地一下子又開又關，弄得「碰！碰！」兩聲。日子有功，門吸（門擋）和門

框都鬆脫，師傅維修過後，又要出動游離腔。可能油壓式的掩門比較耐用，可是門板要麼伸進走廊要麼伸進房內，好像較佔空間不太方便。期待科技發達，有人可以研發出聲控自動門。

參考資料：

衛生署放射衛生科：〈輻射健康系列一：診斷放射學的輻射防護指引〉。取自 https://www.rhd.gov.hk/tc/pdf/Pub1_chinese.pdf。
香港天文台：〈實時香港輻射水平〉。取自 https://www.hko.gov.hk/tc/radiation/monitoring/index.html。
香港天文台：〈環境輻射監測計劃〉。取自 https://www.hko.gov.hk/tc/radiation/monitoring/landing_ermp.html。
香港天文台：〈輻射監測〉。取自 https://www.hko.gov.hk/tc/sitemap.html?menu=1313。
香港天文台：〈輻射解碼電子書章節 1.4：輻射單位〉。取自 https://kids.weather.gov.hk/eBook/ebook_radiation/ch1_uc.htm#ch1/s10。
International Commission on Radiological Protection. (2007). 2007 Recommendations of the International Commission on Radiological Protection (Users Edition). ICRP Publication 103.

一照 X 光，健康一去不返？！

先旨聲明，牙科 X 光輻射量很少，一般對身體影響不大。在香港，每人每年平均從自然界吸收大約 2 毫希沃特（毫西弗，mSv）的輻射[5]，例如從空氣、泥土、食物中吸收。順帶一提，人體裡都含有少量放射性物質。所以，大家時時刻刻都在吸收和散發輻射。理論上，由於人體會散發少許輻射，因此我們身處擁擠的人群中會比起一個人獨處時吸收更多輻射。是不是很有趣呢！根據國際原子能機構（International Atomic Energy Agency, IAEA），一張口內 X 光片的輻射量大約 0.001 至 0.008 mSv、環口 X 光片大約 0.004 至 0.03 mSv、測顱 X 光片 0.002 至 0.003 mSv，CBCT 則大約 0.05 至 0.1 mSv[6]。X 光是電離輻射的一種。以下會講解電離輻射對身體有什麼影響。

電離輻射對身體的影響，大致分三種：軀體確定性效應（somatic deterministic effect）、軀體機率性效應（somatic stochastic effect）和遺傳機率性效應（genetic stochastic

---

5 香港天文台：〈天然輻射〉。取自 https://www.hko.gov.hk/tc/radiation/monitoring/natural_radiation.html。

6 International Atomic Energy Agency, "Radiation doses in dental radiology: FAQs for health professionals". From https://www.iaea.org/resources/rpop/health-professionals/dentistry/radiation-doses.

effect)。軀體確定性效應和軀體機率性效應另外可以分為急性和慢性。

軀體效應

一次過吸收大劑量電離輻射會引致急性軀體效應,一般在幾小時至幾個月內出現。根據在學時的教科書[7],吸收 0.25 Sv(即 250 mSv,等同幾千幾萬張牙科X光)的電離輻射都不會使身體產生急性效應。吸收 0.25 至 1 Sv 就會降低白血球數量。吸收 1 至 2 Sv 會在三小時內嘔吐、疲倦、食欲不振、血液異常,幾星期內復原。吸收 2 至 6 Sv 會在兩小時內嘔吐,出現嚴重血液變化,兩星期內脫髮,一個月至一年內恢復 70% 各項身體機能。吸收 6 至 10 Sv 會在一小時內嘔吐、腸道受損,產生嚴重血液變化,理論層面上有 80% 至 100% 機率在兩星期內死亡。吸收 10 Sv 以上會損害大腦,休克和兩星期內死亡。相反,慢性軀體效應會相隔長時間潛伏期(例如 20 年或以上)才顯現,例如白血病(血癌)。

當吸收的輻射量低於特定安全水平,軀體確定性效應就不會發生。不過當輻射量超過安全水平,軀體確定性效應就一定會發生,而且它的嚴重程度與輻射量成正比(或稱掛鈎)(圖 2.3.1),例如皮膚發紅和白內障。這好比上課時頑皮學生不守秩序,老師會稍稍

---

7   Whaites, E., & Drage, N. (2013). *Essentials of dental radiography and radiology*. Elsevier Health Sciences.

容忍，但超越界線老師就會爆發。記得中學班主任很寬容，筆者跟同學上課時吵吵鬧鬧，她都好言相向；只是一次我們發現走廊有蟑螂屍體，起了玩心，合力用紙巾將之推到課室走廊中間。當班主任講課踩到蟑螂屍體上，全場哄堂大笑。後來她一看腳底，隨即破口大罵，然後一邊哭一邊衝出課室，良久才回來，再一輪責罵。那次過後我們就知道頑皮不能過火，「頑皮度」不可超過安全水平，否則會像發生軀體確定性效應一樣出現一些後果。

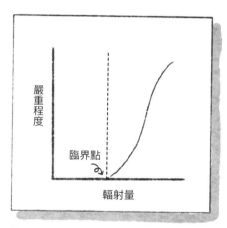

圖 2.3.1　軀體確定性效應

　　另一方面，軀體機率性效應就沒有輻射安全水平，吸收任何劑量的輻射都會隨機帶來軀體機率性效應。劑量越高，發生機率越高（後頁圖 2.3.2）。不過效應的嚴重程度與輻射量沒有關係，例如因輻射而起的白血病和某些腫瘤的病情。就好像討論擲飛鏢能否中紅心：擲十次固然有機會中紅心，擲一次也有機會中紅心，只是擲一次和擲十次與飛鏢插在標靶有多深沒有關係。

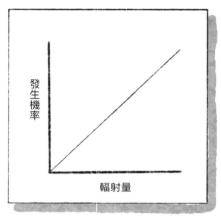

圖 2.3.2　軀體機率性效應

遺傳機率性效應

　　至於遺傳機率性效應，意指基因或者染色體突然受損而導致突變，從而影響當事人後代。輻射照射生殖系統可能會損害精子或者卵子的 DNA，造成子女先天性異常。基於道德問題，這一切都不可能通過人體實驗去證明，只能從動物實驗證明它有可能發生，因此假定這類效應沒有安全水平。胎兒在媽媽肚裡發育，懷孕二至九周期間胎兒處於器官形成期（organogenesis），對輻射特別敏感。輻射有可能影響器官發展，導致先天性缺陷、智力缺陷。在這裡筆者要重申，牙科 X 光輻射量很低，而且一般情況下 X 光機都不會直射孕婦腹部，加上病人如有需要可穿防輻鉛衣覆蓋腹部，所以上述各項輻射對身體的影響大多數不適用於牙科 X 光。比較需要關注的唯有軀體機率性效應。

X 光的直接與間接傷害

上述那麼多效應，到底 X 光如何導致傷害？是如科幻電影中激光槍射出灼熱的光線，導致高溫致傷嗎？非也，加熱致傷的是非電離輻射。X 光會帶來直接和間接傷害（圖 2.3.3）。

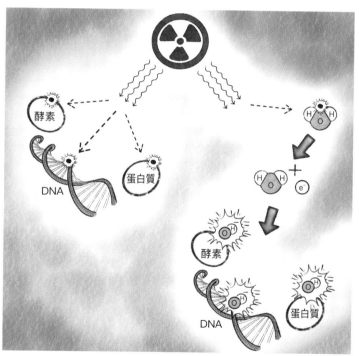

圖 2.3.3　X 光的直接（左）和間接傷害（右）

直接傷害是離子化身體的 DNA、蛋白質、酵素等，令細胞運作異常。異常細胞有上中下三個等級的「下場」：上是傷害很短

暫，受損的 DNA 得以成功修復，沒有影響身體；中是細胞死亡，令身體需要製造新的細胞作補充，身體機能可能短暫受影響；下是細胞經歷分裂，複製出異常新細胞，令身體機能持續異常，需要花費精力去恢復原狀。電離輻射帶來的直接傷害程度視乎受影響範圍、輻射強度和種類、細胞周期（例如是否處於分裂期）、細胞自我修復能力和曝光與曝光之間的間距。如果頻繁地吸收強烈的電離輻射，細胞就算強如鐵人也很可能倒下，正如某網絡迷因圖主角大叫「俾（畀）我抖下得唔得呀！（讓我休息一會可以嗎！）」。

至於間接傷害呢？人體大部分是水，而電離輻射的間接傷害會拆散水分子，形成自由基（游離基），再組成有毒物質過氧化氫（雙氧水）和超氧化氫。它們會將自身過多的能量傳給附近的分子，拆散那些分子，破壞身體正常的組成部分。

評估風險，要用到 LNT

或許一般人最擔心的潛在傷害是患癌。評估輻射致癌風險，主流會用線性無閾模型（或稱線性無低限模式，英文名稱為 linear no-threshold model/linear non-threshold model, LNT）。顧名思義，癌症或遺傳疾病發病率隨輻射劑量增加而一同上升[8]。只要輻射量大於零，模型就假定這個關係生效。美國的健康物理學會（Health Physics Society）製作了 22 集一共 10 小時的訪談節目[9]，介紹 LNT 的起源、發展、理念、爭議和潛在替代。極度推介給有興趣的讀者。

吸收高劑量輻射，身體受傷害比較明顯，這類的人體數據比較容易收集和分析。身體較小規模的受損，例如用某些指標量度細胞DNA損壞，很多時難以歸咎吸收過低劑量的人為輻射。這是因為我們身處的自然環境本身就會釋放輻射，而且身體正常運作期間會不斷產生自由基，可謂「自殘」，然後又會自行修復。因此，輻射研究的大數據通常源自高劑量輻射事件，例如廣島和長崎的原爆生還者、切爾諾貝爾核事故生還者、接受電療的病人，和醫科的輻射使用者。任何人不論有否吸收輻射都有可能患癌：基因、飲食、吸煙喝酒，各類環境因素都有影響，這令風險評估更加困難。主流意見是，目前的證據只能證明LNT模型在大於100 mSv的中高劑量情況下成立。低劑量（少於100 mSv）範圍的證據並不齊全，專家的意見兩極：有些人覺得數據依然有效；有些人覺得數據不完整，只能假設模型依然有效。權威機構例如國際放射防護委員會認為採用LNT模型令放射防護體系謹慎而有效，相應採取的措施易於執行和管理，能夠達到放射防護的最終目的。遵從LNT模型能避免一些人因貪方便而鬆懈，覺得「吃點輻射無壞處，反正不超過某某水平」而有恃無恐。

話雖如此，LNT模型不一定代表真理，科學界提出了兩種替代模型。第一種是有閾模型（threshold model）。簡單來說，就是

8 中國輻射防護學會：〈名詞解釋：線性無閾模型〉。取自 http://www.csrp.org.cn/newsitem/278489203。

9 Health Physics Society, "The History of the Linear No-Threshold (LNT) Model Episode Guide". From http://hps.org/hpspublications/historylnt/episodeguide.html.

存在劑量閾值，即是安全水平。吸收的輻射量低於閾值，不會引致癌症。第二種是輻射興奮效應模型（radiation hormesis）。這個概念假定低劑量輻射對身體有益、能促進健康。有些家長會帶小朋友去農莊遊玩，少不免接觸到泥土、牲畜，沾上家裡或者市區沒有的病菌，但他們會說不怕，所謂「大菌吃小菌」，玩耍順道鍛煉小朋友抵抗力。又如去健身舉重，有教練說健身後肌肉酸軟，是因為肌肉微撕裂（microtear），不過修復過後肌肉會變得更強大更有力。筆者不清楚這些說法有多準確，不過它們和輻射興奮效應的假設一樣：若造成輕微傷害，身體不但有能力修復，最終還能強化身體機能。

　　總括而言，我們不可能完全隔絕電離輻射，我們的身體時時刻刻在散發和吸收輻射。輻射會影響我們的身軀和遺傳因子，某些傷害要超過安全水平才發生，某些則假定沒有任何安全水平。輻射會直接破壞我們的 DNA 和身體構成物質，也會拆散水分子形成自由基，用自由基傷害我們，所謂「借刀殺人」。不過我們的細胞多數會自行修復，就好像我們情緒低落多數會自行平伏，並非一定演變成嚴重的後果。

　　至於牙科 X 光，輻射劑量極低；根據 LNT 模型，風險也相對極低。所以，可以放心按需要照牙科 X 光，這樣一來牙醫能更加準確診斷、治療和跟進。牙齒保持健康，就不怕牙痛了，因為「牙痛慘過大病」啊。

參考資料：

香港天文台：〈天然輻射〉。取自 https://www.hko.gov.hk/tc/radiation/monitoring/natural_radiation.html。
International Atomic Energy Agency, "Radiation doses in dental radiology: FAQs for health professionals".
　　From https://www.iaea.org/resources/rpop/health-professionals/dentistry/radiation-doses.
中國輻射防護學會：〈名詞解釋：線性無閾模型〉。取自 http://www.csrp.org.cn/newsitem/278489203。
Health Physics Society, "The History of the Linear No-Threshold (LNT) Model Episode Guide". From http://
　　hps.org/hpspublications/historylnt/episodeguide.html.
Whaites, E., & Drage, N. (2013). *Essentials of dental radiography and radiology*. Elsevier Health Sciences

大大小小的牙科 X 光機器

牙科 X 光機，聽起來好像挺笨拙，是工廠裡面一大座機器嗎？還是醫院病人躺在床上然後伸進一個大圓環那種？

在外國，最小巧的流動型牙科 X 光機外觀與一部普通相機無異，機身裝有一個好像鏡頭的圓柱形部件。除了有些廠商做成四四方方，像寶麗來相機的模樣外，也有些廠商做成手槍或者風筒的模樣。操作時，技術人員難以遠離機器，只能依賴機器內在的裝置阻擋輻射。雖說牙科 X 光輻射量低，影響不大，不過日子有功，如果這樣子恆常為病人照 X 光，每個病人只吸收一次，技術人員卻吸收一千次、一萬次；積少成多，滴水穿石，對健康終究不太好。所以牙科診所裡的 X 光機，按鈕都在房外或者屏蔽處。

口內 X 光機

照口內 X 光的機器（intraoral x-ray machine）可以從天花板吊下，從牆身拉出（圖 2.4.1），或者座在地上。長長的伸縮臂連接 X 光機的射線管頭（tubehead），可以全方位瞄準病人頭部，外形猶如嘉年華那些給扮演消防員的遊人射擊火焰膠板標靶的水槍。管頭的照準器（collimator）——即是「水槍」的槍頭——通常是直徑 6 厘米以內的中空圓柱，像個廁紙筒。想降低病人吸收的輻射量，可以選擇中空長方形的配件，長闊大約 4 厘米乘 3 厘米，尺寸上變

小了，變成大小如最常用的二號 X 光片（圖 2.4.2）。尺寸變小的確可以降低輻射量，但是瞄準會變得困難。如果經驗不足導致瞄準失誤而需要重照一次，就變成適得其反了。

射線管頭有兩個外賣餐盒那麼大，裡面有很多零件。核心部分是一個玻璃 X 光管，負責產生 X 光。另外有個升壓變壓器，將 220V 的交流電升至 X 光管所需的電壓，例如升至 60,000 至 70,000V（即是 60 至 70kV）。還有個減壓變壓器，將電壓降低去加熱燈絲。管頭有鉛板內襯，減少輻射向四方八面洩

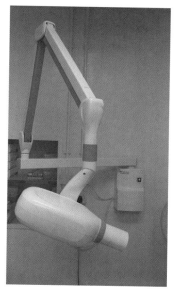

圖 2.4.1　從牆身拉出的口內 X 光機

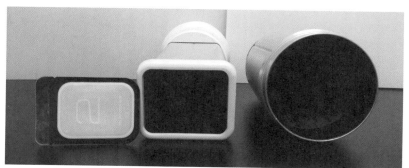

圖 2.4.2　圓形和長方形的照準器與二號 X 光片的尺寸比較

漏；裡面還灌滿油，用來吸熱散熱，避免零件過熱。註冊承辦商在
輻射管理局職員見證下銷毀 X 光機時，會在地下放個垃圾桶，並鋪
好膠袋，因為一鑿穿管頭，油就會不斷從缺口流出。這些油，可算
是從出廠就用到退役的「萬年油」。管頭連接照準器的位置有個鋁
製濾光板，阻隔低能量的 X 光射出去。照準器顧名思義，使 X 光只
能集中射向特定方向，減少四散。

　　瞄準病人後，我們便會關門，在外面的控制台按下曝光鍵。
在按下曝光鍵之前，我們要先設定好輻射量。控制台有幾個部分，
最不起眼的是電源開關，昔日機器如果沒有反應，多數是忘了開
機。現在面板一般都採用電子顯示，沒有開機就沒有數字顯示，
也沒有刻度，不會混淆。不起眼的還有計時器。曝光時間鍵以前
是扭動式，像調校收音機。現在通常變成幾個畫著牙齒的按鈕，
有門牙、小臼齒、大臼齒，按照需要選擇相應的牙齒，曝光時間
便自動調好。按下曝光鍵期間，控制台的警告燈會亮起，同時發
出「嘩──」的警告聲。大部分控制台還有病人體形選擇鍵，小朋
友、細碼、中碼、大碼，按照體形自動調整輻射量。另外，控制台
可選擇按照菲林還是電子 X 光的預設劑量 [10]，亦可以按菲林速度調
整預設輻射量。一切都設定好就可以按下曝光鍵，發射 X 光！

　　請注意，以上很多設定都可以預先按好或者檢查好。將 X 光片
放進病人口裡後，病人自此就要保持頭部和口腔固定，直到曝光完

10　照同一隻牙齒時，電子 X 光使用的接收器比起傳統菲林通常需要更少的輻射。

成，期間還可能要承受 X 光片壓住牙肉的少許不適。所以我們步出
X 光房、關門、確認輻射量、按下曝光鍵，這一連串步驟一般要在
兩三秒內完成。特別是面對兒科病人，小朋友可能多一秒都嫌多，
會忍不住晃動和四處望。關門後才按這個按那個，每按一次鍵控制
台又發出一次電子聲響，往往使病人很緊張，難以保持固定。

環口 X 光機

下一部登場的是環口 X 光機（panoramic x-ray machine）
（圖 2.4.3）。嚴格來說，環口 X 光片是一種斷層掃描，成像是一點
一點產生。X 光從機器的一條狹縫中射出，穿過病人口腔，到達位
置與發射器平行的接收器（例如菲林）。照 X 光時，X 光管頭從頭
後面經過，菲林則從面部前面經過，大約用 7 秒至 20 秒時間掃過
整個口腔，期間技術人員要一直緊按按鈕去維持機器運作。

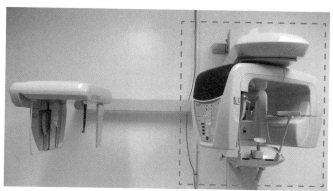

圖 2.4.3
環口 X 光機

　　過程中，假設 X 光機順時針繞病人轉，與此同時藏著菲林的配件會一起轉，不過內裡的菲林會逆時針（與 X 光機的移動呈反方向）移動，然後菲林逐段曝光，直到轉動完成一刻整張菲林都吸收過 X 光。好像用螢光筆間下句子，螢光筆筆尖猶如射出 X 光的狹縫，拉動時逐少逐少塗上顏色，最後使整個句子都塗上顏色。

　　純粹繞著一個靜止的中心旋轉，會形成圓環形的焦槽（focal trough）。什麼是焦槽？焦急加鼓噪嗎？拍攝上有焦距的概念，就是物件和相機要有一段距離，方可使相機對焦在拍攝對象，照片才能清晰。照 X 光時有個相似的概念，就是上述提及的焦槽。物件和 X 光來源要確保有一定距離，保持在焦槽裡，照出來才清晰。問題是我們的牙槽骨（就是上下頜骨）並非年輪蛋糕，不能塞進一個半圓環裡，它的形狀反而像塊馬蹄鐵。於是，環口 X 光機有幾種設計，旋轉軸心會在拍攝期間移動，做出馬蹄形的焦槽。

　　照口內 X 光一秒內完事，機器隨即發出「嗶——」的一下警告聲。但環口 X 光片拍攝需時，有些廠商會在儀器內置播放列表給技術人員挑選，例如《給愛麗絲》，照 X 光的同時播放出來，病人和技術人員便不會悶壞了。

測顱 X 光機

　　接下來是測顱 X 光機（cephalometric x-ray machine）（圖2.4.4）。X 光源和接收器應該最少相隔一米，通常都相隔 1.5 至 1.8

米，所以測顱X光機有條長長的手臂以拉開距離。使用一大片光激磷光板（photostimulable phosphor plate, PSP）作為接收器的測顱X光機可以一瞬間生成影像。至於使用長條形固態探測器的測顱X光機，探測器尺寸小於最終成像尺寸，所以X光和探測器在曝光期間會垂直或者水平移動，逐步生成影像，中間還要穿過一個照準器，確保各零件位置一致。為了善用空間，測顱X光機的末端一般都連接環口X光機，一物兩用。更善用空間的話，一物三用也可以：環口X光機的部分可以改成CBCT，外觀和環口X光機近乎一樣，不過，當中成像生成的原理卻大不相同（請參閱〈第三章　牙科X光片透視出的理論和人情〉）。

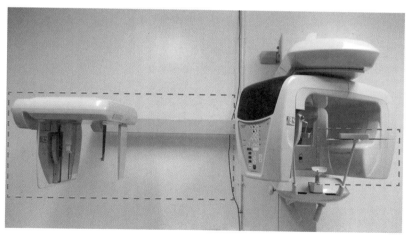

圖 2.4.4　測顱X光機的X光源和接收器最少相隔一米

X光機種類	運作原理	功能
口內X光機 (intraoral x-ray machine)	X光機瞄準放進病人口腔內的接收器，牙醫需保持按鍵一秒左右。	拍攝細小的口內X光，每一張X光片看到數顆牙齒。
環口X光機 (panoramic x-ray machine)	病人進入X光機中間，X光機圍繞病人頭部轉一圈，牙醫需保持按鍵10秒左右。	拍攝範圍較大的全口X光，一張成像就可看見口腔所有牙齒和整個上下顎骨。
測顱X光機 (cephalometric x-ray machine)	病人進入X光機中間，視乎型號，接收器可能需要在病人旁邊移動，牙醫需保持按鍵一秒至數秒不等。	拍攝側面和正面的頭部X光，一張成像就可看見牙齒、上下顎骨、面部、額頭至眼眶的骨頭。

　　功能固然重要，X光機還要操作方便和才貌兼備才能吸引診所購買。舊時代的X光機整個機身用金屬機殼，塗上橙色或者深灰色油漆，掉漆的位置會生鏽，看上去很有分量。很多年前筆者工作的醫院的X光部裡這些老古董還能正常運作，有同事笑稱敲下去聽到鏗鏗作響代表「鋼水好」，壞掉以後應當珍品好好收藏。時移世易，這批老古董換成「摩登」的機器，全是塑膠外殼，白色為主，污跡血跡一目了然，不過同時輕巧而容易清潔，只是外殼卻容易破損，尤其新冠肺炎疫情肆虐時期，醫療機構都提升警戒級別，加強消毒，有些塑膠零件可能抵受不住新配方、更強烈的消毒劑而崩裂，所以有些廠商也推出專用的消毒劑。市面上新產品琳瑯滿目，還有廠商找來蘋果公司的顧問來設計外觀，介紹時侃侃而談，說這

裡做成直線，那裡做成流線型，顏色黑白配，沒有多餘配件，走簡約風……有些廠商甚至加入人聲提示，提醒病人脫掉眼鏡項鏈，解釋拍攝流程。

　　不難想像，未來 X 光機可能加載人工智慧助理軟體，好像 iPhone 的 Siri，以聲控調校機器各項設定。病人一捉緊扶手，機器就如按摩椅一樣探測到病人的血氧量、脈搏等數據，按病人緊張程度播放背景音樂和噴出香氣來紓緩病人情緒。姑且幻想這部未來 X 光機的人工智慧助理叫做小 X。牙醫發出指示：「小 X，今次為病人照右上方第二隻大臼齒」，其餘事務就交給小 X。機械臂自動伸縮，X 光管頭射出紅外線判斷位置或者用 GPS 自動導航，自行瞄準病人的目標牙齒，然後播放預錄語音，提醒病人保持固定，指示牙醫離開 X 光房。幾秒後，房門自動關上，控制台所有設定都設置好，牙醫只需對著綠燈大喊「發射」去代替按按鈕。免接觸的設計省卻頻繁消毒，使塑膠部件更耐用。一個世紀，牙醫用的接收器從菲林變成電子化，機器又從鋼鐵變成塑膠。可能二十年後，出現由人工智能操作的 X 光機不是夢。

延伸閱讀：

Whaites, E., & Drage, N. (2013). *Essentials of dental radiography and radiology*. Elsevier Health Sciences.

X光片的乾坤

　　X光片看上去薄如紙，其實是公司三文治，共七層。最頂層和最底層是明膠（gelatin），裡面塗上秘製醬汁：含有鹵化銀晶體的乳液，然後是黏合劑，均有兩層，上下對稱；最中間是塑料板。所以從頂至底順次序是明膠、乳液、黏合劑、塑料板、黏合劑、乳液、明膠（圖2.5.1）。

　　明膠作為保護膜，保護內裡的乳液層。所謂乳液，就是兩種不互溶的液體混合在一起的混合物，例如水溝油。乳液層裡的鹵化銀晶體和明膠均勻散佈，而鹵化銀晶體就是整張X光片的主角，吸收X光後會變色，形成影像。主角當然要處變不驚、屹立不倒，所以有黏合劑將之固定在塑料板。乳液層就好像上班時間地鐵裡人頭湧湧，因為空間有限只好勉強混在一起，但是你不想太靠近我，我也不想太靠近你，盡可能隔一條小空隙，不想觸碰到其他人。塑料板就是扶手或者座位，你坐下了或者緊握扶手了，就算列車突然拐彎變速，你都穩如泰山，要是加上黏合劑就更加巍然不動。那為什麼要兩層乳液呢？就是因為要加強菲林感光度。好像巴士空間不夠，要雙層才能容納足夠乘客。

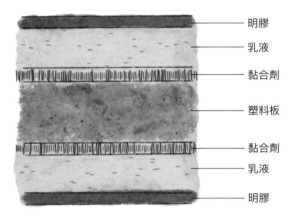

明膠
乳液
黏合劑
塑料板
黏合劑
乳液
明膠

圖 2.5.1　　X 光片的橫切面

讀取 X 光片的成像

　　X 光（或者可見光）射到乳液層，蘊藏的能量會將綠色的鹵化銀晶體拆散，變成帶正電的銀離子和帶負電的鹵離子。沖曬的時候，顯影劑就會將銀離子還原為黑色的銀金屬，潛藏的成像就會呈現。換言之，X 光片上顯示空氣的部分會因而變成黑色。至於牙齒的部分，會因為全部或者大部分的 X 光都被牙齒擋住，所以鹵化銀晶體全部或者大多數都沒有吸收能量，維持綠色，然後在定影的環節洗掉，變成白色或者稍稍變成灰色。

　　電子 X 光（或者數碼 X 光）的原理有點不同。電子 X 光成像並不取決於黑色的銀金屬的尺寸和分佈，而在於像素（pixel）和灰階（shades of grey）。像素就是圖像的組成單位，用放大鏡不斷

放大，最後會看到一顆顆或者一格格顏色，一顆就是一個像素（圖
2.5.2）。至於灰階，就是「有幾多種顏色」，雖然X光表面上看似
黑白，其實中間還有深淺不一的灰色（圖2.5.3）。早幾年課堂開
始筆者總會問學生一個老掉牙的問題：「X光成像裡不只黑和白，
還有各種灰色。你猜猜牙科X光通常有幾多道灰階（How many
shades of grey）？」學生們會歡呼大叫：「50道！」因為2015
年上映的著名電影《格雷的五十道陰影》英文名為 *Fifty Shades
of Grey*。話說回來，50度灰階的成像可能比較粗糙。根據說明
書，我們用的系統是16 bit，即是2的16次方，65,536度灰階，
比50度高出許多。至於像素尺寸則是30微米，即是0.03毫米，
等同頭髮那麼幼細。

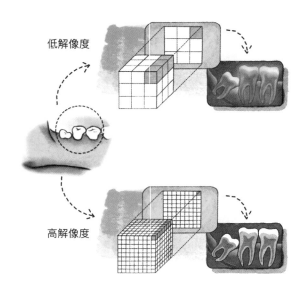

低解像度

高解像度

圖2.5.2　像素的高低會影響成像的清晰程度

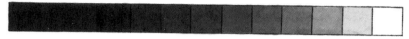

圖 2.5.3　灰階

　　生成電子 X 光要通過「模擬數碼轉換」。此轉換有兩個步驟，取樣和量化。取樣就是將小範圍上下的電壓數值統一。打個比喻，介紹遠足路線的書通常會有一幅圖，圖中有一條線高高低低地上落，代表路程裡的上坡下坡。這線條本來很平滑，如果要取樣，輪廓就會變成樓梯般一級一級，好像低清「起格仔」。取樣後便是量化，每個取樣的信號都指派一個數值。這個數值存在電腦內，熒幕會顯示對應的灰階，整個成像就出來了。

電子 X 光的接收器

　　電子 X 光不用菲林，取而代之有兩大類接收器：固態探測器（solid-state detector）和光激磷光板（PSP）。

固態探測器

　　前者可以再細分幾類：電荷耦合器件（charge-coupled device, CCD）、互補式金屬氧化物半導體（complementary metal-oxide-semiconductor, CMOS）和平板檢測器（flat-panel detector, FPD）。它們的共通點是無須使用掃描器，成像直接顯示在電腦熒幕。X 光射到探測器會產生電荷，由探測器裡面的固態

103

半導體收集，轉化為成像。西醫放射學會稱這種照X光方法作 DR（digital radiography）。固態探測器在牙科通常簡稱為口內傳感器或者傳感器（intraoral sensor 或者 sensor，又稱 IO sensor），一般都比 PSP 和菲林厚。

光激磷光板

至於後者光激磷光板（PSP），經過X光照射會產生潛藏成像，需要用特製掃描器令成像顯現再傳到電腦熒幕；PSP 一般都薄如菲林。特製掃描器體積像一本厚厚的漢英大詞典，首先將 PSP 插進一條窄槽裡或者放到彈出來的平台上，然後慢慢推進機器裡。機器讀取成像後，PSP 存下的內容會被抹去，然後由機器彈出來。西醫放射學稱這種照X光方法做 CR（computed radiography）。牙科則不太拘泥，不管 CR 還是 DR 一律叫電子X光（digital imaging）。

PSP 這簡稱很厲害，令人聯想到手提遊戲機。PSP 採用能發出磷光的物質。什麼是磷光？磷光是「一種緩慢發光的光致發光現象」。你可能說，全部字分開看都明明白白，拼到一起就難以明白。什麼是「光致發光」？首先發光有兩大方法：白熾（incandescence）和冷發光（luminescence）。白熾就是加熱物質令它溫度升高直至發光。以其他方法令物質發光就歸類為冷發光，包括化學發光、結晶發光、電致發光、力致發光、輻射發光、光致發光和熱致光。精彩了，熱致光是冷發光的一種，腦袋進一步混

亂！冷靜，沒事兒。熱致光與白熾原理不同。熱致光的物質，好像考古場地挖出來的某些礦物質和陶瓷，以前曾經吸收過電磁波，例如太陽光或者電離輻射，現在經過加熱將潛藏能量以發光形式釋放出來。簡單來說，不是熱到發光，而是熱到將潛藏能量發光釋放。

言歸正傳，什麼是「光致發光」？就是用電磁波（例如可見光）照射物質，物質吸收後發光回禮。如果停止照射，物質都維持發光多一會兒，就叫磷光。如果停止照射，物質馬上不發光，就叫螢光。聽完之後，只能不耐煩但不失禮貌地鼓掌，對不？

現在大家明白了什麼叫磷光。PSP 內能發出磷光的物質叫「銪摻雜氟鹵化鋇」（europium-doped barium fluorohalide）。銪吸收足夠 X 光，能量就會藏於電子內。掃描機用波長 600 納米的紅光照射，那些電子就會釋放潛藏能量，放出波長 300 至 500 納米的綠光。掃描機的光纖將綠光傳到機器內的光電倍增管，後者將光轉化成電能，再變成圖像。PSP 各部分吸收的 X 光量不一，綠光強度也因而不同，最後形成牙齒和骨頭等圖像。

雖然原理大相徑庭，可是一張 PSP 和菲林一樣，共七層。最頂層是保護層，接著是磷光體、反光層、導電層、聚酯纖維基層、光屏蔽層、保護層（後頁圖 2.5.4）。反光層的作用是掃描時將放出的光線放射到光電倍增管。導電層則避免靜電累積，造成偽影。光屏蔽層避免外來光在掃描前破壞潛藏的影像。正因如此，掃描 PSP 毋須黑房，它能在燈光底下「支撐」一會兒，不會「見光

死」。如果定要進黑房掃描，緊記不要開黑房內的紅燈——它的作
用有如掃描機的紅光，給紅燈照射一會 PSP 就不用進掃描機了，
因為「出師未捷身先死」。不過，PSP 必須在曝光後盡快掃描，因
為潛藏能量的電子會隨時間逐漸釋放能量，24 小時後成像的質素
會變得欠佳。菲林反而能放久些才沖曬。

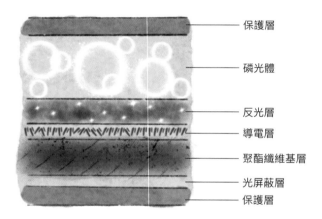

保護層
磷光體
反光層
導電層
聚酯纖維基層
光屏蔽層
保護層

圖 2.5.4　PSP 的橫切面

　　菲林和各種電子 X 光，到底哪個優勝？像消委會測試市面上的
食物或者電器，我們也做個表格，來個大比併。

　　但結論而言：各花入各眼。

項目	排行 * 菲林	CCD	CMOS	PSP	原因
空間解析度（「解像度」）	★★★	★★	★★	★	菲林的感光元素最精細，PSP 的最粗糙。
曝光寬容度 **	★	★★	★★	★★★	PSP 的感光元素寬容度最高，菲林最差。
接收器尺寸	★★★	★	★	★★★	CCD 和 CMOS 有電子零件包裹接收器，導致體積變大。
獲取成像的速度	★	★★★	★★★	★★	CCD 和 CMOS 只要一按鍵就完成，PSP 卻要幾秒時間掃描，菲林更要幾分鐘沖曬。
成像質素	★★★	★★	★★	★★	這個項目很主觀，如果以解像度考慮，菲林提供最高清成像，PSP 解像度最差但曝光寬容度高於 CCD 和 CMOS。
成像調整度	★	★★★	★★★	★★★	只有電子 X 光才能在熒幕上調整光暗和對比，而菲林不行。
成本	★	★★★	★★★	★★	通常電子 X 光系統在採購時都比較貴，後續成本視乎耗損折舊程度。
可靠度	★★★	★★	★★	★★	菲林壞了可以換另一張，沖曬用的化學劑也可以倒掉換新，比較容易。PSP 和固態探測器壞了也可以換，不過電腦和電腦程式壞了就令人頭大。
成像存取	不分先後				不管哪個系統，記得備份、備份、備份。
成像分享	★	★★★	★★★	★★★	例如當病人索賠保險要遞交病歷紀錄和 X 光給保險公司，電子 X 光比較方便。

*　以三星為最佳，一星最次。

**　指 X 光機的輻射量即使調校有錯（過多或者過少），成像仍然可以保持質素。

延伸閱讀：

White, S. C., & Pharoah, M. J. (2018). Chapter 7: Digital imaging. In: *White and Pharoah's Oral Radiology: Principles and Interpretation*. Elsevier Health Sciences.

沖曬牙齒的 X 光片

　　筆者工作的醫院幾年前尚未轉用電子 X 光去照口內 X 光片，所以黑房十分忙碌。每間 X 光房為每個病人照完 X 光後，我們都會消毒好每張 X 光片表面的塑膠包裝，然後放進一個膠碗，拿到黑房外，打開黑房牆身小櫃子的櫃門放進去，最後鎖上櫃門。除了 X 光片，我們還要根據病人的編號順序在牆上取一塊數字牌放進碗裡。像不像茶餐廳下單呢：取下架在耳朵的原子筆，夥計一輪疾書，將客人點的食物寫在拍子簿（落單紙）上，寫上桌號，塞給廚房。

　　場景回到校園內，黑房裡負責沖曬的同事會打開小櫃子另一端的櫃門接收膠碗，幾分鐘後將曬好的 X 光片連同數字牌拿出來攤開放在閱讀室的燈箱上，一個病人一堆。一般學生都覺得黑房是個「黑箱作業」，有些學生甚至有像電影《羅馬浴場》般天馬行空的奇想，以為黑房是機關重重的秘密基地，有很多奴隸在背後推動「機器」。

　　這些想法挺可愛，可是實習的時候，總會有學生犯上不太可愛的錯。例如撕開 X 光片的包裝直接拿出 X 光片放進碗裡，本意是想減輕黑房同事的工作量，十分貼心。可是 X 光片還沒進黑房就失去包裝覆蓋，被陽光、燈光等曝光，如同在陽光底下拉出相機菲林筒裡的菲林，X 光片就報廢了。又有學生不消毒，將沾有口水和染血（可能病人的口腔有破損或者剛剛拔牙）的 X 光片送進黑房櫃裡。

可恨那不是高科技櫃子，不會噴霧呀光觸媒消毒呀，也不是洗碗碟機，不會噴水噴洗潔精。苦了同事沖曬前要先消毒那堆 X 光片和櫃子。另一方面，又有學生雖然記得消毒 X 光片，卻沒有意識到「已消毒」的意思是指膠碗和盛載的 X 光片都要乾乾淨淨，於是將一碗裝滿消毒劑、口水和 X 光片的「小泳池」塞進黑房櫃子裡。又有學生忘記插進數字牌，於是一堆無名無姓的 X 光片躺在燈箱上等待認領。一個病人的片子沒編號的話，尚可接受；如果幾個好同學一起沒放數字牌，他們就要一起認牙，辨別那一堆堆的片子屬於哪一個同學了。那些年，櫃門貼上越來越多、越來越詳細的溫馨提示，直到櫃子榮休為止。

沖曬菲林──黑房裡的機關

黑房裡有幾盞紅燈、幾部沖曬機器、大量藥水，還有溫度計、濕度計、洗手盆。那幾盞紅燈驟眼一看有點似街市雞蛋攤檔給人照雞蛋的燈。不過紅燈並不明亮，只發出微弱的紅光照明，方便沖曬技師工作。燈一滅，黑房即伸手不見五指。撕開 X 光片包裝，將 X 光片插進沖曬機器，滾輪將 X 光片帶進機器內，經過顯影劑、清水、定影劑、清水、乾燥箱。歷時七、八分鐘，機器就吐出 X 光片，大功告成。你可能問，又不是去溫泉樂園，又不是醃肉，為什麼要浸那麼多種東西？每個工序都是別具意義的。X 光片能顯示病人的牙齒，因為含有鹵化銀晶體。顯影劑的目的是將吸收了 X 光的鹵化銀晶體還原成黑色的銀金屬。換言之，X 光片上顯示空氣的部分會因而變成黑色。過清水，是為了將殘留表面的顯影劑洗掉，再

浸入定影劑。定影劑的作用是去除未顯影（沒有吸收到X光）的鹵化銀晶體，此時牙齒的部分會變成白色或者稍稍變成灰色，成像就出現了。只要再浸入清水，將殘留表面的定影劑洗掉，最後入乾燥箱吹熱風，待X光片乾身便可取出上碟（上燈箱）。

沖曬機器體形龐大，可以不停工作，還因為插滿喉管，可以自動換水。如果想自己手動沖曬幾張，可以在牙科治療椅旁邊放一個「迷你黑房」：長方形的盒子裡放著四隻杯，順次序裝著顯影劑、清水、定影劑和清水。盒子頂端有一塊少許透明的擋光膠板，盒子左右兩側各有圓孔，醫生雙臂可以伸進盒子裡，拆開X光片包裝，取個鐵夾子夾住X光片一角，這樣穿手套的手拿著夾子就不用直接捏著X光片了。依次浸進每個杯子，同時通過盒子頂端的膠板監察整個過程。人手沖片要自己留意時間，杯子可以一次容納三四張X光片。過一段時間，要倒掉杯子裡髒掉的溶液，換上新溶液。杯子要定期清洗，保持沖曬質素。寫字樓的蒸餾水機，沒水就要換水；喉管要定期找人清潔，保養不好，水會有異味。同樣道理，沖曬機器和迷你黑房都要好好保養，確保X光片成像不會模糊或花掉。

以前沖曬X光片就是如此。等待結果要好幾分鐘，期間我們會給下一個病人照X光。胸有成竹固然輕鬆，沒有把握的可別心大心細，照這個病人時卻掛念「前度」（上一個病人）。所謂「坐這山望那山，一事無成」，有些學生實習時因此倒霉一條龍，需要連連重照。不是能力問題，而是分了心。

不必入黑房的電子 X 光

現在的電子X光（或者數碼X光）節省了沖曬時間。棄掉菲林，取而代之是光激磷光板（PSP）或者口內傳感器（IO sensor）。前者保留了菲林的外觀，不過內涵不同，需要放進連接電腦的掃描機讀取已儲存成像。在普通燈光下撕開 PSP 的膠套，PSP 不會「見光即死」。它一面寫著「請用另一面曝光」，另一面則空白一片，貌似將要掃描用檸檬汁寫成的密件——檸檬汁寫完猶如無字天書，用火一燙就現形。這空白一片的 PSP 插進掃描機，幾秒後電腦熒幕便會呈現病人的牙齒了！為什麼那麼神奇？因為如前文所說，PSP 含名為「銪摻雜氟鹵化鋇」這個可發出磷光的物質，吸收足夠能量就會藏於電子內。之後掃描機用特定波長的紅光照射 PSP，電子就會釋放潛藏能量，禮尚往來，放出綠光。掃描機感應到綠光，會轉化成電能，再由電腦變成圖像。

IO sensor 就更方便。自帶電線連 USB 頭，直插電腦就能用。膠套要長一點，確保足以包裹傳感器和相連的一段電線，避免操作時沾上病人的口水。X光一射出，傳感器一接收，成像就馬上出現在電腦熒幕上，可謂免沖曬。不過 IO sensor 一般比較厚身，大概像一塊厚切吞拿魚刺身，有些病人覺得放進嘴裡不太舒服，尤其舌側。

使用電子X光，不必經過黑房，直接在X光房內掃描便可；學生們實習時不再需要長時間等待。我們用 PSP 教學，實習時可

要金睛火眼看著，確保學生將掃描過的 PSP 套上新的、乾淨的膠套，而不是掉進垃圾桶裡。以前的菲林幾塊錢一張，現在的 PSP 可要幾百元。代理說，用得小心，一張可以重用一千次。

　　為了保護 PSP，大家各施各法。有的診所不厭其煩，語重心長地解釋給使用者說，PSP 很貴，要好好珍惜，不要用力屈曲；意外沾上不合適的消毒劑要馬上抹掉；每次取用 PSP 都要緊記全數歸還，不要丟棄；如果掃描後看到表面刮花或者損壞要上報更換……下刪十萬字。有的診所用硬卡紙夾著 PSP 才套上膠套，使用者想屈曲 PSP 就更難，不過整塊東西變厚了，要舒適地放進病人口裡或需更有技巧。

延伸閱讀：

Whaites, E., & Drage, N. (2013). Chapter 6: Image receptors. In: *Essentials of dental radiography and radiology*. Elsevier Health Sciences.

Whaites, E., & Drage, N. (2013). Chapter 7: Image processing. In: *Essentials of dental radiography and radiology*. Elsevier Health Sciences.

我的 X 光片放在哪裡？

　　每隔幾年筆者都會整理抽屜，掃走頭髮和塵埃，丟掉沒用的物品，使抽屜看起來整齊一些。用剩半個硬邦邦的橡皮、忘了何年何月買的潤唇膏、不知是哪件襯衫的後備鈕扣、寫著一串奇怪數字的 memo 紙……一邊收拾，一邊聽電視重播《新不了情》。抹去塵封，回憶片段零碎如走馬燈輪轉。如是者消磨一個週末下午，既奢侈又有情調……話說回來，有些人的抽屜就是找不著去年的驗血報告。醫生說覆診時，帶上個醫生的驗血報告來看看；找不到，就多驗一次吧，反正已過了一段時間，掌握最新情況也好。於是，你可能拼命再去找；找不到，就打開 email 和 WhatsApp，看看有沒有傳過給家人；最後找不到，一陣心酸，抽血同時錢包又要被抽走一千幾百了。

　　幸好，看牙醫時照的牙科 X 光通常都由診所保管，病人無須擔心覆診時忘了帶 X 光。病人只需「揮一揮衣袖，不帶走一片雲彩」，十分瀟灑。不過壞處是去看另一家診所的牙醫時，他看不到原先那家診所照的 X 光啊！如果屬同一集團還好，也許那家診所會預先將手寫病歷和 X 光片送過去新的診所，或者複印一份送過去。電子病歷和 X 光更方便，如果系統能互通，醫生用集團的電腦登入就可以，哪家診所都無問題。如果不同集團，那怎麼辦？難道那些 X 光要儲存到 Google Drive 或者 Dropbox 然後跨集團分享嗎？

三種將菲林 X 光交給病人的方法

讓病人帶走傳統的菲林 X 光,有幾種方法。第一種方法是未雨綢繆,照 X 光時使用雙菲林(兩張菲林疊在一起),沖曬後一式兩份,醫生病人各執一份。第二種方法是複印機。不是辦公室裡入紙複印文件的那種,而是特製的工具:在漆黑的黑房裡有個神秘小盒子,放進複印片和原片,確保它們重疊恰當,然後亮起內置或者外在的燈光,按說明書指示等候一會,就可以關燈。這就算是曝了光,像是曾經放進病人口裡。然後將新片按例行程序沖曬,成像就成功從原片複印到新片上。可是這種老古董複印機已經瀕危絕種。第三種方法最簡單,就是讓病人用手機對準 X 光片拍攝一張照片,可是這種方法抄來的成像質素難以保證。

菲林 X 光很容易刮花,診所要好好保存。例如拿張貼紙寫上拍攝日期,放在菲林旁邊一起過膠,釘到手寫的病歷紀錄本內。不過膠的話,可以插進迷你相簿般的膠套,或者用特製膠框框住。環口 X 光片和測顱 X 光片體積較大,可能比手寫的病歷紀錄本大,夾不進去就要分開儲存,令職員難以排序和存取。補充一下,若 X 光片沖曬得不完善,幾個月或者幾年後 X 光片就會變棕色,看不清楚,沒法補救。

病人如何帶走電子 X 光?

電子 X 光不佔抽屜空間,儲存方便。就如虛擬貨幣和非同質化代幣(NFT),存於數碼世界內。讓病人帶走電子 X 光,也有幾

種方法。第一種方法最原始，讓病人用手機對準電腦熒幕上的 X 光
成像照一張。第二種方法是用專業菲林打印機將成像打印到菲林
上，裁剪好，交給病人。第三種方法是入白紙到普通打印機印出圖
像。第四種方法是將 X 光成像電腦檔案抄錄給病人。當然，診所
一般不容許病人將自己的 USB（俗稱「手指」）插到診所電腦去抄
錄，怕感染電腦病毒。診所可以用新的 USB 抄錄，或者成本低一
點用光碟抄錄給病人，俗稱「燒碟」。時髦一點的診所可以用公司
WhatsApp 將圖像傳給病人。又可以上傳到加密雲端，病人憑著個
人化的網絡連結或者密碼才能開啟圖像。診所甚至可以設定病人只
能開啟，不能下載。

X 光專屬的檔案格式

抄錄電腦檔案衍生出一個問題，誰可以存取，誰可以修改？如
果用 WhatsApp 傳送圖像，X 光成像在手機裡只是一個普通圖像檔
案，可以隨意轉發，也可以用 WhatsApp 內置功能和 Photoshop
等其他程式去修改圖像，將有蛀牙畫成沒蛀牙，甚至將沒有牙畫成
有牙。光碟有個好處是可以限制用家只能讀取檔案，不能刪除或者
修改原有檔案。

電子 X 光原始檔案格式名叫 DICOM，全名為 Digital Imaging
and Communications in Medicine。名字很陌生，對不？通常的
圖片格式是 JPG、PNG、TIFF、BMP 等。喜歡攝影的朋友可能會
儲存 RAW 檔，覺得 RAW 保存更多原始資料供日後編輯；在保留

資料的層面上，DICOM 有異曲同工之妙。就舉一個例子。我們開啟普通圖像檔案，例如 JPG，看見一顆牙齒，可以用尺量度牙齒長度。問題來了，我們可以縮小那個牙齒圖像到熒幕的一角來看，也可以放大至全熒幕來看。牙齒長度豈不變幻莫測？但若要開啟 DICOM 圖像，就要用專門閱覽 DICOM 的程式開啟。DICOM 記錄了成像拍攝的硬件資料，例如傳感器或者 PSP 的本來尺寸，並自動校正。所以用程式裡的間尺拉一條線量度牙齒長度，尺子會自動校正，不管我們放大至全熒幕還是縮小看，尺子都會顯示同一個數字。此外，DICOM 圖像不設修改功能，只能查看、標註、畫線量度。除此之外，DICOM 檔案含有 DICOM 標籤（DICOM tag），即是說檔案除了圖像，還有背景資料，例如拍攝日期、診所名稱、X 光機型號、病人姓名、性別、出生日期、病人編號等，視乎 X 光機和它的電腦程式系統登記了什麼資料。

診所紀錄保存大法

給病人一份紀錄的問題，我們解決了，現在轉過來看看診所可以怎樣保存電子 X 光。最簡單就是將檔案保存在診所電腦的硬碟裡面。俗語說「別將所有雞蛋放進同一籃子」，怕唯一保存資料的硬碟忽然壞掉。保險起見，可以診室裡每部電腦都保存一份，紀錄就不會輕易毀於一旦。備份到 USB 或者光碟也可，不過它們一樣會壞，而且四處擺放更容易丟失；上傳伺服器也可。這裡想介紹名叫「獨立磁碟冗餘陣列」（RAID）的概念。RAID 可以由多個硬碟組成，而作業系統只會視之為一個硬碟。例如屬於 RAID 1 這個等級

的，最少用兩個硬碟，每次保存檔案時每個硬碟都會抄錄一份。就算一個硬碟壞掉，我們依舊可以存取資料。又例如 RAID 5，最少用三個硬碟，每次保存檔案時都將數據分割，每個硬碟各自儲存一部分，同時也會儲存「核對位元」。當一個硬碟壞掉，其他硬碟剩餘的數據跟「核對位元」可以重組失去的數據，並將之抄錄到一個新補上的硬碟。還有很多種 RAID，在此不班門弄斧。伺服器可以是自家的，就在診所或者集團總部，通過內聯網或者互聯網連接；也可以是人家的，租用第三方公司置於數據中心的伺服器，即是雲端。

不管用哪種方式儲存，災難恢復（disaster recovery）的概念都很重要，以免失去 X 光和其他病歷紀錄。零件損壞很常見，硬碟、伺服器等儲存裝置都有可能耗損。數據損壞，就是電腦莫名其妙地重複說「錯誤」，按完「OK」或者「略過」鍵甚至重新開機，還是「錯誤」。人為錯失，就是最繁忙的時候，走廊盡頭忽然有人邊跑過來邊大喊：「Sor（對不起），我不小心刪除了那張 X 光，但我現在就要用！」還有電腦病毒和黑客入侵。大機構可以找電腦部，小診所的話，醫生和姑娘（或者病人）就是電腦部了。沒那麼常見的有火災水浸颱風地震和恐怖襲擊。

隨著政府的免費電子互通平台「醫健通」系統日趨完善，電子X 光片也可以儲存進去，方便病人。

總括而言，牙科 X 光片通常由牙科診所保管。病人需要備份的話，要視乎 X 光片是一張菲林還是一個電腦檔案。如果是前者，

備份會比較困難。如果拍攝前要求,拍攝時可以使用雙重菲林,醫生病人各自手執一份。如果事後要求,可以使用特製複印機,複印一張菲林。如果這兩種方法都行不通,只好用手機對著菲林照一張相片。另一方面,如果是電腦檔案,診所可以將圖像打印出來,或將檔案抄錄到光碟、USB 手指等儲存裝置裡,亦可通過電郵或者 WhatsApp 傳給病人,甚至上載到加密雲端讓病人日後開啟。電腦檔案很多種格式,儲存成常用的圖像檔案格式很方便病人查看,但是一些有用的醫學資料會因此遺失,因此最好儲存成醫學用的標準格式 DICOM,使其他診所的牙醫得以獲取成像背後的醫學資料,例如拍攝日期、X 光機資料、病人資料等。不管用哪種方式儲存,備份都非常重要。遇上災難或者裝置損壞,有備份才有保障。

延伸閱讀:

Ralston, M., & Coleman, R. (2009). Chapter 3: Introduction to PACS. In: *Practical Imaging Informatics. Foundations and Applications for PACS Professionals.* Springer.

醫學與身邊的輻射比較

輻射，就如腹瀉，一生總會遇上。很多人都很懼怕輻射，覺得接觸到輻射會損害健康、致癌致死。漫畫世界就完全相反了。毫不起眼的小蜘蛛被輻射照射，然後輕力一咬那小夥子——超級英雄蜘蛛俠就此誕生！變形俠醫、神奇四俠，還有名字不太威武的輻射人，都因被各類輻射照射過而變得骨骼精奇。如果打算讓小朋友看這一章，千萬要告訴他，上述那些漫畫情節是虛構的啦！

輻射基礎知識

我們身處的世界充滿各種各樣的輻射。簡單來說，輻射泛指能量以波（波動）或粒子移動的狀態。輻射分四大類：電磁波、粒子輻射、聲輻射和重力波。電磁波包括無線電波、微波、紅外線、可見光、紫外線、X 光、γ 射線（伽瑪射線，變形俠醫接觸到的那種）等。粒子輻射包括 α 射線（阿爾法射線）、β 射線（貝他射線）、中子輻射等（神奇四俠中的是宇宙射線，包含這幾種粒子輻射）。聲輻射包括超聲波、聲波、地震波等。最後還有個重力波，和萬有引力有關。

　　人們一般講「輻射？好像很危險呀！」的時候，所指的輻射暗地裡就是指電磁波和粒子輻射。地盤掘地打樁，我們只會抱怨「噪音很吵耳」，卻不會投訴「聲輻射很大」吧。這實在令人頭昏眼花！我們每天用的手機、辦公室的微波爐、新冠肺炎期間各種場所門口放置的紅外線探熱器、光管燈泡、聲波震動牙刷⋯⋯通通都有各種輻射！

　　確實，我們無處可躲，我們沒有零輻射生活環境。幸好，我們身體會自我修復，不論細菌、化學品，抑或輻射，要是因接觸少量而受損，身體都會嘗試復原，多數情況沒大礙。教科書裡，電磁波總畫成一條長長的波浪紋：頂峰、低谷、頂峰、低谷⋯⋯好像奧運絲帶操運動員手中的絲帶，又像幼稚園小朋友畫的一條蛇。物理學告訴我們，電磁波的頻率越高，波長就越短，能量就越大。什麼意思？

　　波長很短，就是頂峰與頂峰距離很短，好像卡通裡蓄勢待發的毒蛇，身體有如被緊緊按壓的彈弓，「嗖」一聲一下子彈射過來，你說是不是雷霆萬鈞？伽瑪射線、X光和高能紫外線就是短波長的佼佼者。它們被稱為電離輻射，因為能量之大可以打走原子或分子的電子。換句話說，能極小規模地拆散我們身體的組成部分。伽瑪射線、X光和高能紫外線以外的其他電磁波就不是電離輻射了，能量相對較小，只會加熱物件而不會拆散電子（電離）（圖 2.8.1）。因此我們站在射燈底下會覺得熱，微波爐亦可以「叮熱」麵包和午飯。手機發出的輻射屬於無線電波，能量最小。我們講電話時手機

會放到耳邊，長期近距離接收手機發出的無線電波會否增加患癌風險？這點很有爭議，科學界仍然努力研究，不過無線電波並非電離輻射，所以性質上與 X 光不一樣。

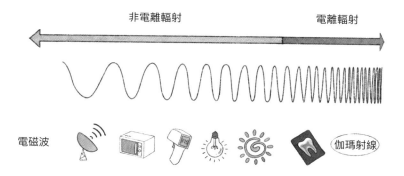

圖 2.8.1　不同類型的常見電磁波

居住在地球便難逃輻射

醫學上的 X 光從 X 光機射出。醫生按下按鈕，X 光才會射出。鬆開按鈕，或者透過電腦程式發出指令，X 光機就會立即停止射出 X 光。X 光和可見光一樣，光速前進，機器停止射出 X 光的瞬間，X 光房內的殘餘 X 光就消失殆盡。如同光管，一開一關，清脆利落。根據世界核能協會，人體每年吸收的電離輻射中有 85% 源自自然界，當中一半來自氡氣，其餘的來自建築物和泥土、宇宙射線、食物和飲品。在香港，每人每年平均從自然界吸收大約 2mSv 的輻射 [11]。

11　香港天文台：〈天然輻射〉。取自 https://www.hko.gov.hk/tc/radiation/monitoring/natural_radiation.html。

　　氡氣到底「何方神聖」？氡氣無色、無味、無嗅，主要由泥土、岩石、地下水中的鈾–238衰變而產生，百分百天然，從地面和大廈牆壁（因為牆壁由天然材質製成）散發，滲進大氣和室內。當我們吸入氡氣，它會衰變放出α粒子（阿爾法粒子）積聚在肺部，不斷釋放輻射並損害肺部。一般空氣內的氡氣量不高，不太影響健康。地庫在地底，由泥土、岩石和牆壁包圍，又沒有窗口，密閉空間空氣流通不好，所以氡氣濃度可能高一點。你可能會問：鈾果然很「衰」，會衰變出氡氣再放出輻射性物質，那麼鈾何時會消失？據說地球99%的鈾都以鈾–238的形態存在，半衰期是44.7億年。即是每過44.7億年，地球上的鈾–238存量就會減少一半，所以我們無法避免吸收輻射。假如礦工深入地底礦井採礦，就會吸收更多源自鈾和氡氣的輻射。

　　宇宙射線是另一個輻射來源。太陽和宇宙其他星體射出高能量的質子、α射線、少量重粒子和離子，每分每秒轟炸地球。幸好地球啟動了強大的磁場擋住大部分宇宙射線，大氣層也能阻隔大部分剩下的宇宙射線。住在高原地區，大氣層相對海邊稀薄一點，吸收的宇宙射線多一點。搭飛機，甚至坐太空船上太空，吸收的宇宙射線就再多一點。根據國泰航空的資料，搭一次飛機從香港去紐約，或者從紐約來香港，全程約16小時，吸收的總輻射量大約是0.06至0.09 mSv[12]。就是說，搭三至四次就等於一年平均吸收量。網站上說一個人如果20年來每兩個星期乘搭香港往返紐約的來回航班，因癌症致死的風險比平常人增加0.5%。對健康影響似乎不大。

輻射也會口服進入肚子？

食物和飲品也有輻射。2011 年，日本地震，位於海邊的福島核電廠洩漏輻射性物質到大海，引起大眾關注食物輻射安全問題。食物安全中心指出，碘 –131、銫 –134 及銫 –137 是人工產生的輻射物質，不會天然存在於食物中，所以定期檢驗日本進口食品有否這三種物質，又有否超標 [13]。

撇開福島事件的影響，食物本身就含有微量輻射性物質，例如鉀 –40 和碳 –14。香蕉含有豐富的鉀。有些人覺得高鈉不健康，高血壓要少吃鹽，就會用鉀鹽代替。至於碳，相信大家很熟悉，所謂碳水化合物，很多食物都含碳。為什麼要在鉀和碳後面加個數字呢？因為鉀 –40 和碳 –14 不是普通的鉀和碳，它們是極罕有的放射性同位素。碳 –14 衰變會放出 β 粒子（貝他粒子），而鉀 –40 衰變會放出 β 粒子或者 γ 射線。它們存於食物之中，罕有程度好像《寵物小精靈》裡的閃光精靈：藍色的鯉魚龍成千上萬，紅色的鯉魚龍萬中無一！食物裡少量的鉀 –40 和碳 –14 不斷放出輻射，我們要是吃進肚子裡，消化過後身體又隨機吸收了它們，它們就成為我們身體的一部分。如果沒有吸收，排洩時排出體外，那麼一沖廁我們就和它們講拜拜了。

12 國泰航空：〈旅遊健康與安全〉。 取自 https://www.cathaypacific.com/cx/zh_HK/prepare–trip/travel–and–health/inflight–health–concerns.html。

13 食物安全中心：〈食物中的輻射〉。 取自 https://www.cfs.gov.hk/tc_chi/whatsnew/whatsnew_act/files/Food_Safety_Seminar_for_Trade_2013_6_c.pdf

一根香蕉大約有多少輻射量呢？大約有 0.0001mSv。牙科X
光呢？口內X光片一張大約 0.001 至 0.008mSv（10 至 80 條香
蕉），環口X光片大約 0.004 至 0.03mSv，測顱X光片 0.002 至
0.003mSv，CBCT 大約為 0.05 至 0.1mSv[14]。剛才說過每人每年
平均從自然界吸收大約 2mSv，換成每日就是 0.005mSv（50 條
香蕉），都是很小的數字。我們亦可看看其他醫學X光程序的輻射
量：一張肺片是 0.05mSv，全身電腦掃描是 6.6mSv[15]。所以去看
牙醫照X光，吸收的輻射量普遍很少，並非核電廠事故般「大件
事」。

項目	輻射量（mSv）
吃一根香蕉	0.0001
照一張口內X光片	0.001 至 0.008
照一張環口X光片	0.004 至 0.03
照一張測顱X光片	0.002 至 0.003
照一次 CBCT	0.05 至 0.1
每人每年從自然界的吸收（平均）	2
照一張肺部X光片（肺片）	0.05
做一次全身電腦掃描	6.6

＊根據香港衞生署和國際原子能機構提供的數字。

參考資料：

國泰航空：〈旅遊健康與安全〉。取自 https://www.cathaypacific.com/cx/zh_HK/prepare-trip/travel-and-health/inflight-health-concerns.html。

食物安全中心：〈食物中的輻射〉。取自 https://www.cfs.gov.hk/tc_chi/whatsnew/whatsnew_act/files/Food_Safety_Seminar_for_Trade_2013_6_c.pdf

香港天文台：〈天然輻射〉。取自 https://www.hko.gov.hk/tc/radiation/monitoring/natural_radiation.html。

香港保安局：〈日常生活中存在的輻射〉。取自 https://www.sb.gov.hk/chi/special/nuclear/files/SB_DBCP_DailyRadiation_tc_V2.pdf。

International Atomic Energy Agency. Radiation doses in dental radiology: FAQs for health professionals. https://www.iaea.org/resources/rpop/health-professionals/dentistry/radiation-doses

14 International Atomic Energy Agency, "Radiation doses in dental radiology: FAQs for health professionals". From https://www.iaea.org/resources/rpop/health-professionals/dentistry/radiation-doses.

15 香港保安局：〈日常生活中存在的輻射〉。取自 https://www.sb.gov.hk/chi/special/nuclear/files/SB_DBCP_DailyRadiation_tc_V2.pdf。

輻射的防護指引

　　正如「十隻手指有長短」，輻射的能量也有高有低，導致電離（或稱游離、離子化）物質的能力有異。因此，輻射亦可分為電離輻射（游離輻射）和非電離輻射（非游離輻射）。電離輻射能量大於 10 電子伏特（eV），能夠打斷粒子之間的連接（化學鍵）。換句話說，它們能導致我們的身體極小規模瓦解！電離輻射可以來自放射性物質，它們無時無刻不斷放射出 α、β 或 γ 射線。另一類來源有醫學影像用的 X 光、正電子、中子等。還有一類是宇宙射線。非電離輻射能量較小，不能打斷粒子之間的連接，相對沒那麼危險。不過，長期暴露在某些非電離輻射底下還是會傷害身體，例如陽光裡面的紫外線，適量吸收能曬個古銅膚色，過量就會曬傷皮膚。又例如超聲波，用來檢查孕婦腹中的胎兒時十分安全，用作超聲波刀的時候就要小心別切到手指。想了解更多何謂電離輻射，請參閱衛生署放射衛生科的刊物《輻射健康系列六》[16]。本文談到的輻射防護只關乎牙科 X 光。

牙科的輻射防護準則

　　二十世紀七十年代，國際放射防護委員會提倡 X 光的運用要符合「最低合理可行（合理而可行的最低劑量）」原則（as low as reasonably achievable，ALARA）。如不合理（例如對診斷沒有幫助），不得增加病人吸收輻射的劑量。後來，大概由於「合理」這

個詞語意思不夠清晰，學術界提倡將之改為「最低診斷可接受（足夠用作診斷的最低劑量）」（as low as diagnostically acceptable, ALADA），和最近期的「ALADAIP」（as low as diagnostically acceptable being indication-oriented and patient-specific）。「ALADAIP」應該怎麼翻譯好呢……大約意思是目標為本、病人為本、足夠用作診斷的最低劑量。還是叫 ALADAIP 好了。驟眼一看，還以為是阿拉丁（Aladdin）呢！不管名字怎麼叫，輻射防護一般遵守三大原則：操作理據（justification）、優化防護（optimization）和劑量限制（dose limitation）。

操作理據

　　首先是操作理據。牙醫要評估病人狀況，判斷採用 X 光檢查對病人是否利多於弊。然後要確定採用哪一種特定的 X 光檢查去協助診斷或治療。俗語說：「單眼佬睇老婆——一眼睇晒」，如果牙醫單憑肉眼檢查就一目了然，例如看見牙齒蛀了一個很小很小的洞，直接判斷簡單補牙就足夠，不必杜牙根，那麼，他大概不會要求病人照 X 光去核實蛀壞的部分是否遠離牙髓；相反，如果牙洞非常大，X 光檢查就變成必需了。至於複雜的個案，例如頜骨腫瘤，普通科牙醫可能要轉介專科醫生，再由專科醫生判斷需要什麼 X 光檢查。牙醫可根據某些牙科放射學檢查指南來選擇合適的 X 光診斷，例如

16　香港衛生署放射衛生科：〈輻射健康系列六：電離輻射〉。取自 https://www.rhd.gov.hk/tc/pdf/Pub6_chinese.pdf。

美國牙醫學會和歐洲聯盟委員會出版的指南[17]。它們詳細解釋放射學檢查的依據及使用，重點包括：X光檢查應該基於每個病人自身情況而定、X光檢查要為病人帶來的益處大於輻射危害的風險，和牙醫需要先記錄病人的病歷及完成口腔檢查才可作出必要的X光檢查。換言之，很多時候我們都需要病人照X光片，可是那不是坐過山車俯衝最後一個斜坡時面容扭曲嘴巴張大照的相片，並非指定動作呢！

優化防護

第二是優化防護。牙醫要採取任何合理措施加強防護功效，以維持醫學界的良好常規。例如要定期檢查X光機，確保機器運作正常。操作X光機時採用業界認可、廠商預設的參數，有需要時按照病人實際情況調整，為了符合診斷需要而使用最低可接受的劑量。X光機控制台一般都有很多按鈕，除了開關按鈕，也有幾個按鈕標示加小、小、中、大和加大。就如衣服，X光劑量也要按照病人體形相應調整。體形較大，劑量要增加，讓X光穿透肌肉骨頭以產生清晰的成像。控制台也有幾個牙齒圖案，標示門牙、犬齒、小臼齒、大臼齒。大臼齒比門牙厚得多，附近的頜骨也厚得多，因此要多點X光劑量。舊式機器用旋轉按鈕，好像調收音機頻道，挺有味道。新式機器就是一個個普通按鈕，甚至輕觸式電子熒幕，配合數碼X光成像。選用數碼X光成像好處之一是它的傳感器比起傳統菲林更加敏感，所需X光劑量卻更少。成像顯示在電腦熒幕裡，可以放大至全熒幕，方便與病人一起察看。

劑量限制

第三是劑量限制。工作場合會接觸到 X 光或者其他輻射的人，個人接觸輻射的劑量限制必須符合《香港法例》第 303 章《輻射條例》的規定。要保障員工不會因為工作而過量吸收輻射。

在香港，輻射管理局是根據《輻射條例》第 3 條成立，以執行該條例及其附屬法例規定的職能。輻射管理局的職員會定期巡查各間診所，檢查 X 光機的狀況。他們會要求相關診所職員操作 X 光機，操作的同時他們就用儀器量度 X 光房外的輻射量，確保房間在 X 光機運作時不會洩漏輻射。如果讀者有興趣，可參考輻射管理局網頁 [18]。

兒童輻射防護

由於兒童的身體細胞正積極生長，對 X 光的反應比成年人更加敏感，因此有說兒童因輻射而致癌的風險高出成年人幾倍。不管面對成人或者兒童，牙醫都會遵守各種輻射防護原則。面對兒童，因

17 American Dental Association, "Dental radiographic examinations: recommendations for patient selection and limiting radiation exposure". From https://www.ada.org/-/media/project/ada-organization/ada/ada-org/files/resources/research/oral-health-topics/dental_radiographic_examinations_2012.pdf; European Commission, "European guidelines on radiation protection in dental radiology: The safe use of radiographs in dental practice". From https://op.europa.eu/en/publication-detail/-/publication/ea20b522-883e-11e5-b8b7-01aa75ed71a1.

18 香港輻射管理局。取自 https://www.rbhk.org.hk/tc/index.html。

為他們往後人生還有漫漫長路，牙醫會保持審慎，避免他們接受不必要的輻射。

在 2007 年，外國的兒科醫學影像輻射安全聯盟推行 Image Gently 運動，教育和提升大眾對兒童輻射安全的認識。該聯盟由兒科放射學會和其他 33 個學會（包括美國口腔頜面放射學會）組成。Image Gently 運動有幾項建議：

（一）成像檢查必須能為醫療提供幫助；
（二）必須針對兒童體形而盡可能使用最低輻射量；
（三）X 光成像只需覆蓋需要探查的區域，照 X 光片時可考慮讓兒童戴上防輻圍領以保護甲狀腺；
（四）避免重複拍攝（例如因為失誤）；以及
（五）情況許可，盡量選擇非電離輻射的成像檢查，例如超聲波或磁力共振。

雖然照牙科 X 光多數不會造成痛楚，但是兒童往往不習慣，覺得 X 光片頂住口腔不舒服，要像吃紫菜般咀嚼它，或者視之為異物要拼命掏出來、吐出來。更困難的是照 X 光過程中病人需要保持靜止不動：視乎種類，少則一兩秒，多則十多秒。病人晃動會導致成像模糊而需要重照。對一些小朋友來說，照 X 光是一大挑戰，甚至比 Facebook 和 TikTok 等社交媒體的 Challenge 更困難！如有需要，牙醫可能要求家長或者監護人留在 X 光房裡陪伴兒童，或者幫忙扶著兒童，確保照 X 光時兒童保持靜止。

孕婦和長者輻射防護

美國牙醫學會建議孕婦照牙科 X 光的時候可穿著防輻鉛衣，亦可佩戴甲狀腺防輻圍領。在本港，根據輻射防護指南，防輻鉛衣的鉛層最少要厚 0.25 毫米，像鎧甲般穿起來挺重的呢！很多牙科教科書和牙醫學會都表示，孕婦在懷孕期間可以放心照牙科 X 光片。牙科 X 光輻射量低，而且 X 光機瞄準口腔，瞄向腹部的機率極小，做足輻射防護並不會危害孕婦及胎兒。話雖如此，跟第一章提過的一樣，我們歡迎孕婦告訴我們她正在懷孕。至於長者，他們的身體一般對輻射都沒有兒童和年輕成人那麼敏感（有些說法是小朋友身體內的細胞活力最旺盛最受影響，亦有些說法是輻射造成的傷害可以有很長的潛伏期，小朋友最年輕，所以最有可能度過潛伏期而遇到傷害浮現），按照標準的輻射防護流程進行相關操作即可。

輻射防護措施

網上間中有新聞說某某地方醫院或者診所的 X 光房不合規格，使長期工作的職員患癌或者流產，一經檢查發現本來應裝上鉛板阻擋輻射的房門，竟然只是不折不扣的木門！這些消息如都市傳說流傳，無從稽考。幸好，本地法例有嚴格規定，而且政府派員定期巡查，配合診所職員定期檢查，所以大家不必太擔心。衛生署放射衛生科的刊物《輻射健康系列七》列明，牙科 X 光房的防護屏蔽至少要有厚 1.5 至 3 毫米的鉛板。如果牆身、天花板或者地下是非常厚的混凝土或者泥磚，所需的鉛板可以更薄甚至不需要。鉛要多厚，

除了牆身物料和厚度，也視乎 X 光機的操作電壓，因為它影響 X 光的穿透性。電壓越高，X 光穿透性越強，房間防護越要做足。X 光房的玻璃窗也要特製，含鉛去阻擋輻射，可謂內有乾坤。這裡牽涉很多運算 [19]，若你討厭物理和工程，請舒一口氣：我們今天不碰數學。

就算 X 光房做足安全措施，病人又會否誤闖禁區呢？機場和關口的禁區有清楚指示牌和標示，X 光房也一樣。根據規定，所有管控區域例如 X 光房，均貼有警示標記。在黃色或者白色底色之上，印有黑色輻射圖案，像風扇的三塊扇葉。門外同時貼有注意細節，例如該區域列為管控區域的原因（X 光放射區域）及該區域何時允許進入。X 光房門外設有輻射警示燈，如果房間有人正在使用，門外要亮紅燈示意，那麼清潔工人和其他人就不會自己開門走進去，無辜地吸收輻射。要緊記，現實世界沒有蜘蛛俠，吸了輻射不會成為英雄！

對於口內和口外牙科 X 光檢查，衛生署放射衛生科有防護措施建議 [20]。其中一點關於防輻鉛衣：孕婦或者可能已懷孕的病人，如不能避免 X 光可能射向胎兒或者生殖腺，應穿上防護程度等同不少於 0.25 毫米鉛的防輻鉛衣。國際原子能機構（IAEA）亦表示，如非面對孕婦、病人要求或者 X 光瞄準生殖器官，一般照牙科 X 光無需穿上防輻鉛衣作為例行程序 [21]。歐盟 [22] 和英國 [23] 的意見也相近。可能我們會幻想：照 X 光時，X 光會不會好似餐桌上熱辣辣鐵板牛扒餐的醬汁一樣，彈到我們的身體呢？如果會，還是穿個圍裙或者

鋪張餐巾在大腿上比較好。答案是不會。歐盟和英國的指引引述研究顯示，一般情況下，穿著防輻鉛衣與否，影響不大。反而頸部的甲狀腺容易吸收到輻射，因為它就在下顎底下不遠處。所以他們建議可以戴上含鉛的防輻圍領，像頸圈覆蓋甲狀腺。所謂「各處鄉村各處例」，這項建議尚未列入本港放射衛生科的防護措施建議內。或許將來會有更多這方面的研究，令結論更加明確。現階段大家無需過於操心。

感謝你看到這裡。這一章確實沉悶，對嗎？快點放下書，吃點甜品休息一下吧。記得之後要漱口或者刷牙呀！

19 香港衛生署放射衛生科：〈輻射健康系列七：對於醫學、牙科及獸醫診斷用 X– 射線設施的保護屏蔽設計指引〉。取自 https://www.rhd.gov.hk/tc/pdf/Pub7_chinese.pdf。

20 香港衛生署放射衛生科：〈輻射健康系列四：牙科放射學的輻射防護指引〉。取自 https://www.rhd.gov.hk/tc/pdf/Pub4_chinese.pdf。

21 International Atomic Energy Agency, "Should patients and carers wear lead aprons and personal protective devices during a dental radiographic procedure?". From https://www.iaea.org/resources/rpop/health–professionals/dentistry/patients#2.

22 European Commission, "European guidelines on radiation protection in dental radiology: The safe use of radiographs in dental practice, Section 4.5.1". From https://ec.europa.eu/energy/sites/ener/files/documents/136.pdf.

23 Faculty of General Dental Practice (UK), "Guidance Notes for Dental Practitioners on the Safe Use of X–ray Equipment (2nd Edition), Section 4.4.1". From https://www.rqia.org.uk/RQIA/files/44/449bdd1c–ccb0–4322–b0df–616a0de88fe4.pdf.

參考資料：

American Dental Association, "Dental radiographic examinations: recommendations for patient selection and limiting radiation exposure". From https://www.ada.org/-/media/project/ada-organization/ada/ada-org/files/resources/research/oral-health-topics/dental_radiographic_examinations_2012.pdf.

European Commission, "European guidelines on radiation protection in dental radiology: The safe use of radiographs in dental practice". From https://op.europa.eu/en/publication-detail/-/publication/ea20b522-883e-11e5-b8b7-01aa75ed71a1.

Faculty of General Dental Practice (UK), "Guidance Notes for Dental Practitioners on the Safe Use of X-ray Equipment (2nd Edition), Section 4.4.1". From https://www.rqia.org.uk/RQIA/files/44/449bdd1c-ccb0-4322-b0df-616a0de88fe4.pdf.

International Atomic Energy Agency, "Should patients and carers wear lead aprons and personal protective devices during a dental radiographic procedure?". From https://www.iaea.org/resources/rpop/health-professionals/dentistry/patients#2.

The Image Gently Alliance, "Image Gently During Dental Procedures". From https://www.imagegently.org/Procedures/Dental.

香港輻射管理局。取自 https://www.rbhk.org.hk/tc/index.html。

香港衛生署放射衛生科：〈輻射健康系列〉。取自 https://www.rhd.gov.hk/tc/infopub/infopub.html。

第三章

牙科 × 光片
透視出的
理論和人情

3.1
時大時小：測顱Ｘ光片

　　首先介紹的測顱Ｘ光片（cephalometric radiograph）分正面
(posteroanterior, PA) 和側面（lateral）兩種（圖3.1.1和3.1.2）。
嚴格來說，正面應該說是背面，因為拍攝時病人面向Ｘ光片，Ｘ光
從頭部後面而來，穿過面部到達Ｘ光片。病人面向Ｘ光片，還要把
頭垂下，直至耳洞與眼角連成一條水平線，同時要咬實牙齒，有點
像面壁思過。照測顱Ｘ光片，我們就會把一塊小零件像耳筒般放進
耳道，零件扣著Ｘ光機，協助固定病人避免左搖右擺（圖3.1.3）。
側面測顱Ｘ光片跟正面版本不同，病人側面（一邊臉）向著Ｘ光
片，眼望前方。前方通常放一塊鏡，病人直視自己雙眼，像照環

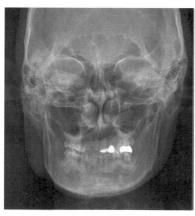

圖 3.1.1　　正面測顱Ｘ光片成像

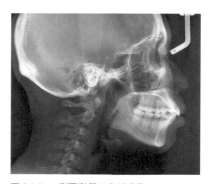

圖 3.1.2　　側面測顱Ｘ光片成像

口 X 光片般微微低頭，使耳道
與眼窩底部拉成一條水平線。
這條線大有來頭，名為法蘭克
福平面（Frankfurt plane），於
1884 年德國法蘭克福國際人類
學會議通過而正式訂立，與法

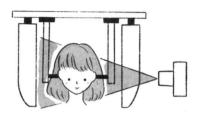

圖 3.1.3　　照測顱 X 光片示意圖

蘭克福腸同一家鄉。牙科放射學認為這描述人體解剖平面的概念對
學科有用，也一同加入應用當中。

什麼時候要照測顱 X 光片？

　　矯齒（俗稱「箍牙」）需要照測顱 X 光片，尤其要照側面測顱
X 光片，作用是評估牙齒不正是否與上下顎骨形態有關。如果有
關，牙醫會建議做正顎手術矯正頜骨。如果無關，矯正牙齒排列就
可以。數碼成像普及前，分析測顱片前需要先沖曬好 X 光片，放在
燈箱上，再鋪一張牛油紙。牙醫就在牛油紙上跟著 X 光片畫出頭顱
各處定點和輪廓，用間尺量度距離，用量角器量度角度，評估病人
與平均參考數值差異多少。數碼化時代，我們用特定電腦軟件開啟
電子 X 光片，在熒幕上點出各處定點和輪廓，軟件就會自動計算出
各項數值，輕鬆快捷。

　　側面測顱 X 光片除了看箍牙，還可以看到美容痕跡。
病人如果嫌下巴不夠尖、縮得很後，有可能要做下巴整形術
（genioplasty），將下巴尖推前，使側面輪廓更立體。這些病人手

術後會照側面測顱X光片來評估手術效果，此時就會看到下顎骨輪廓去到下巴處會突出，好像有一級窄窄的小樓梯，或許還能看到手術期間鑲到骨頭固定用的鈦金屬板。另一方面，用矽膠隆下巴的病人就能在側面測顱X光片中隱約看到下巴的植體（chin implant），還可以看看植體有否壓至下巴骨收縮（圖 3.1.4）。評估箍牙和正顎手術成效，當然需要臨床檢查，確保病人治療後牙齒功能正常。外觀比較主觀，牙醫會尊重病人感受；如果想客觀量度治療前後的位置變化，單靠肉眼觀察臉龐和下巴可能不夠，最準確是在治療前後，甚至治療期間所照的測顱X光片上量度以取得數據。所以箍牙病人照這種X光片很有經驗。

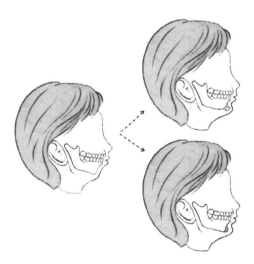

圖 3.1.4　　下巴整形術和下巴植體

　　你可能會問：「電子 X 光片就那麼一張圖片檔案，我縮小顯示又可，放大到全熒幕又可。那些定點之間的距離豈不是隨意變來變去？」好問題！記得第二章的第 2.7 節曾介紹過的電子 X 光片國際通用格式 DICOM 嗎？檔案能記錄 X 光片的原本尺寸。如果我們縮小或者放大圖片，DICOM 軟件會自動校正。所以測顱 X 光機設有一根棍子用來頂住病人的鼻樑，一來有助固定病人，二來棍子內設有間尺刻度，照出來的 X 光就有刻度作參考了。照了一把間尺，不管圖像放大縮小，兩個刻度之間的真實距離依然不變，於是我們就知道圖像的放大率。是不是很貼心呢？

　　測顱 X 光機標準放大率為 1.1 倍，病人身體的中軸距離 X 光源 150 厘米，距離 X 光片 15 厘米。不幸的是，每個牌子的機器總有細微差異，結果真正的放大率不一致。有箍牙病人覆診了好幾年，主診醫生發現對比起初的 X 光片，近期的 X 光片裡，病人頭顱變小幾毫米了！難道骨頭會熱脹冷縮？按道理，如果病人是個發育中的年輕人，頭骨只會長大，只有老年人骨質疏鬆才有可能令頭骨稍微縮小。病人是個二十出頭的成年人，頭顱生長已經完成，頭骨尺寸理應很穩定。經一番思考，結論是，已換掉的舊 X 光機與新型號的放大率不相同。跟進箍牙進度而照的測顱 X 光片，最好由始至終用同一部機，至少用同一個型號。想確認實際的放大率，可以剪一條一厘米長的鐵線或者萬字夾，貼在頂住病人鼻樑的棍子，然後對空氣照一張 X 光，看看那鐵線在 X 光片上的長度是多少。最理想當然是 1.1 厘米了（因為標準放大率為 1.1 倍）。

標準化拍攝姿勢

有些病人牙齒排列不好，上下牙齒扣合時，下巴會被推前或推歪，好像要有點歪嘴牙齒才能緊緊咬實。面對這種病人，牙醫通常要求病人放鬆下顎，上下牙齒輕輕碰到就好（這類病人通常門牙先碰上），蜻蜓點水，無須用力咬實，就能保持下巴在自然的位置，稱之為正中關係（centric relation）。有時候牙醫要幫助病人活動下巴，手捧著病人下巴開合開合幾次，放鬆肌肉和關節。普通病人沒有這種問題，左右兩邊後牙咬實去照就可以，稱為正中咬合（centric occlusion）。

病人如果臉長，通常是源於下巴生長過度。照樣如普通病人使耳道與眼窩底部拉成一條水平線去照，有些測顱X光機的傳感器（接收X光而產生成像的那塊板）可能會不夠大，無法覆蓋下巴底部。就像照相，被攝者長得太高，攝影師可以在熒幕上按縮小鍵，或者退後幾步去照。可是測顱X光機設定了標準化的距離和放大率，沒法改動。那怎麼辦？病人只好稍微抬頭去照，使下巴回到拍攝範圍以內。這個做法偏離了標準化，畢竟病人每次都用相同姿勢去照，才能妥當比較牙齒和頜骨的變動。側面測顱X光片還好，我們可以旋轉一張X光片去疊上另一張X光片，直到兩張頭部側面輪廓好好重疊。正面測顱X光片就不行了，一張低著頭看似唯唯諾諾，另一張仰著首仿佛趾高氣揚，無法重疊。

測顱X光片範圍覆蓋部分大腦，這部分我們其實用不著。荷蘭科研團隊曾經研發精心剪裁的X光擋板，阻隔射向大腦的X光之

餘，不會阻擋顱底我們要看的位置[1]。不過身體結構人人不同，擋板難以盡善盡美。團隊測試了一百個病人，其中三個病人的 X 光片效果不佳。擋板因此尚未普及。

曾經見過一張側面測顱 X 光片，病人頸椎拉向前，口腔張開，下巴貼近頸部，牙齒呈長條形，輪廓模糊，勉強看似很多條象牙。血盤大口、長滿獠牙、口沫橫飛……像極一張喪屍的 X 光。難道是喪屍片的精緻道具？很想考考讀者：「這奇怪的 X 光片到底是什麼來的呢？親愛的讀者們，請到我的社交媒體專頁留言、讚好、訂閱。最快猜中的一百位讀者可以贏得精緻禮物乙份噢。」或者說：「想知道答案的讀者們，請揭開本書第 999 頁。」可惜讀者和頁數有限。我直接揭曉答案吧：病人照這 X 光片時打了個噴嚏，所以嘴巴的影像扭曲了。

參考資料：

Hoogeveen, R. C., Guicherit, P. J., Gopie, S. R., van der Stelt, P. F., & Berkhout, W. E. R. (2014). Validation of anatomically shaped cranial collimation (ACC) in orthodontic lateral cephalography. *Dentomaxillofacial Radiology, 43*(3), 20130396.

---

1   Hoogeveen, R. C., Guicherit, P. J., Gopie, S. R., van der Stelt, P. F., & Berkhout, W. E. R. (2014). Validation of anatomically shaped cranial collimation (ACC) in orthodontic lateral cephalography. *Dentomaxillofacial Radiology, 43*(3), 20130396. Retrieved from https://www.birpublications.org/doi/10.1259/dmfr.20130396，見圖一。

隨機應變：環口X光片

　　遊山玩水時去到海邊或者山頂，很多人都會拿出手機照一張全景相（panorama）。在太平山山頂照全景相，只見藍藍的維多利亞港兩岸鋪滿高樓大廈，與近處的滿山翠綠相映成趣。晚間去看，近處綠色換成漆黑一片，市區燈火則金光燦爛，直衝雲霄。照全景相，手要定，手機從左邊畫個弧到右邊，影像會一段一段跟著生成；期間不能上下晃動，否則相片裡的大廈和海岸線可能會斷開，橫線變成舊式書名號（﹏）。牙科X光有一種叫環口X光片（panoramic radiograph），道理相似（圖3.2.1）。

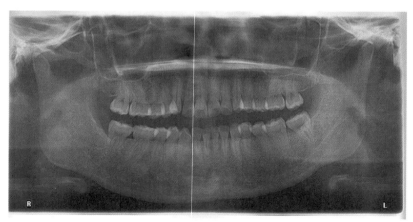

圖3.2.1　環口X光片成像

穩定你的頭顱

病人咬住一根棍子或者棉卷（cotton roll，外形像一根煙，不過是棉花），下巴放在下巴托，雙手握著扶手，自信地眼望前方（圖 3.2.2）。前方通常有一面鏡子輔助擺好頭部位置，病人亦可凝視鏡子裡自己的雙眼，有助穩定頭部。確定好姿勢後機器就會圍著病人的頭繞一圈，期間成像會一段一段產生（圖 3.2.3）。環口 X 光成像看上去像個微笑的人：中間一條 U 形的黑色窄巷是維港，上下兩排白色牙齒是兩岸的高樓。如果拍攝期間病人點頭搖頭，成像裡的頜骨和牙齒就會好像卡通裡觸了電的人物，身體搖晃，輪廓呈波浪線。

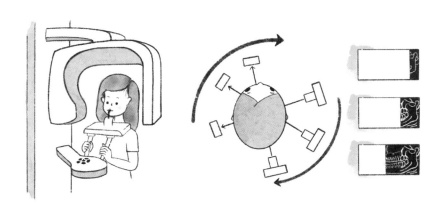

圖 3.2.2　環口 X 光片的拍攝情況　　圖 3.2.3　環口 X 光片的產生過程

環口 X 光片不但能看見牙齒和它們附近的上下頜骨，還可以看到牙骹、氣道、鼻竇和眼窩底部。主要作用是檢查牙齒的整體健康、檢視頜骨裡面有否多生齒或者尚未長出的牙齒，或是裡面有否骨頭病變、囊腫、腫瘤等，也檢查智慧齒與鼻竇和下頜神經線的距離。察看環口 X 光片時，牙醫要仔細檢查每一處，不止牙齒那麼簡單。研究指出，環口 X 光片有機會看出頸動脈鈣化，醫生可盡早作出轉介以降低病人中風的風險[2]。人工智能還可以從環口 X 光片判斷病人有否骨質疏鬆。所以環口 X 光片好像全日早餐（All day breakfast），內容豐富，值得細味。

好動的小朋友

一聽，就知這種 X 光並非那些放一塊 X 光片到口裡咬住，一秒內完成的口內 X 光（intra-oral radiography，例如牙根尖 X 光片、咬翼 X 光片、咬合 X 光片，後文會有詳細解釋）。小朋友第一次照環口 X 光片可能會如坐針氈，幻想自己的頭被壞人塞進不知名的折磨機器，機器還如血滴子般圍繞自己的頭轉圈，完全是兒童不宜！說笑而已，別怕別怕。確實有教科書不建議六歲以下的兒童照環口 X 光片[3]，原因是拍攝時間長，兒童不容易保持固定。換句話說，只要縮短拍攝時間，或者小朋友可以「企定定」，就沒有問題了。機電工程署曾經請來麥兜的校長和同學拍攝廣告《如遇困鈍，最緊要定》，教導小朋友遇上升降機故障要保持冷靜和「企定定」，值得家長參考[4]。

146

　　除了要保持固定，病人還要先脫下頭部頸部可脫的金屬物品，例如頸鏈、假牙、耳環、髮夾、眼鏡。看到這裡，你可能會投訴，說：「給點誠意好嗎？又叫人脫下這些頸鏈、假牙、耳環、髮夾、眼鏡。我在〈1.4　牙醫西醫，放射學大不同〉那一節已經看過了！」說得沒錯。不過這點很重要，不論照環口 X 光片還是 CBCT，金屬物品都會阻擋 X 光，影響最終成像的診斷價值，所以筆者要重複提點。如果讀者尚未看那一章或不小心錯過了，建議盡快補看，十分有趣的呢。有時候，我們面對病人要隨機應變。例如耳朵不只穿耳環，還能掛助聽器和藍牙耳機，這些也要提醒病人脫下。只是助聽器留待最後才脫吧。

　　到底環口 X 光片要照多久？視乎機器型號和模式，快則六、七秒，慢則十餘二十秒。有時候小朋友會問：「七秒即是很快嗎？」我們難以掌握時間這概念。看著手錶、看著沙漏，就知道時間一分一秒流動。沒有計時器，我們只能說「很快，我數五下就完成，你望住前面保持固定」，然後拖長著數「一……二……三……四……五……」。四和五往往拖最長，因為機器還沒轉完。據說古印度的

2　Bengtsson, V. W., Persson, G. R., Berglund, J., & Renvert, S. (2019). Carotid calcifications in panoramic radiographs are associated with future stroke or ischemic heart diseases: a long-term follow-up study. *Clinical Oral Investigations, 23*(3), 1171–1179.

3　Whaites, E., & Drage, N. (2007). *Essentials of dental radiography and radiology*. 4th edition. Elsevier Health Sciences. (Page 194)

4　cyaneum, " 麥兜《升降機安全 –– 困 lift》廣告 ", YouTube, uploaded 13 April 2009. From https://www.youtube.com/watch?v=s45CuYF1w2A.

時間量度單位中有一個時長等同 7.2 秒，叫做「彈指」。環口 X 光片需時 7 秒，一「彈指」之間就完成，可算是一種「彈指神通」呢。

　　環口 X 光片易學難精。新來 X 光部實習的學生照環口 X 光片，最常見的犯錯是過早鬆開按著按鈕的手指，使機器中途停止運作，產生不完整的成像。啟動環口 X 光片的按鈕屬於「失能開關」（dead man's switch），手指一鬆開沒按緊，機器就會馬上停止，保障安全。例如病人突然昏倒，機器繼續轉動可能會撞傷病人頭部；又例如學生忘了關門就啟動了 X 光機，一鬆按鈕輻射就會馬上停止，不會繼續射出房間外。學生常問：「要按多久？」我就回答：「直到機器轉完為止，或者電腦熒幕上出現成像。期間要一直透過房門的特製玻璃觀察病人，確認他保持固定而且沒出現緊急情況。」就好比筆者某天放假在家，會探頭出大門口看著要上班的老婆，目送她等到升降機來到才回屋去。又好比在地鐵站和老婆暫別，會一直看著她搭扶手電梯遠去直到離開視線為止。私家診所喜歡播歌鬆弛各人心情，聞歌起舞不要緊，過早鬆開按按鈕的手指就不好了。

咬合姿勢影響成像質素

　　不論咬棍子還是棉卷，病人最好上下門牙邊對邊咬，像一隻夾子（圖 3.2.4）。這裡有點學問：大部分人的門牙可以歸類為第一級咬合（Class I incisor relationship），咬合時上門牙前於下門

牙，下門牙的「頭」頂住上門牙的「背脊」。換句話說，兩者切緣並不對準。問題就來了。環口 X 光機設有焦槽（focal trough，詳情可翻前至〈2.4 大大小小的牙科 X 光機器〉），可是焦槽十分狹窄，門牙任何部分一旦伸出了焦槽之外就失焦模糊了。所以這些病人需要將下巴伸前（伸長）少許，上下門牙才能邊對邊咬住。如果是第二級咬合（Class II），籠統算是哨牙，下巴就需要伸前更多。現在我們放下書，試試用門牙銜著一根煙仔餅，保持煙仔餅與地面呈水平角度，別讓它下垂。煙仔餅太古老的話，咬百力滋、雪條棍或者筆也可。是不是下巴要伸前少許才能保持水平呢？要是你本身已經上下門牙邊對邊咬合，或者「倒及」（即下門牙前於上門牙），就屬於第三級咬合（Class III），玩不了這個小遊戲，因為下巴只能伸前不能縮後。「倒及」牙的病人，無法達至上下門牙邊對邊咬，照環口 X 光片時門牙很容易模糊，上與下，可能得二選一。有些機器容許技術人員改變焦槽闊度和形狀，設有幾個按鈕，畫上各級咬合的門牙圖樣，一按就完成。

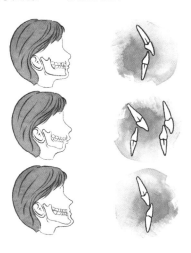

圖 3.2.4
門牙咬合位置的三級分類

想照得最清晰，還有一個要求：病人舌頭頂住上顎。空氣看不見，三歲小孩子都懂。可是空氣在環口X光片成像裡就是看得見！骨頭密度最高，幾乎完全阻擋X光，所以成像上骨頭的位置呈白色。相反，空氣擋不了X光，成像上呈黑色。如此推理，舌頭不頂住上顎，放鬆地沉在口腔底部，口腔內就有很大空間了；那空間可不是真空，而是充滿空氣呢！照出來上排牙齒牙腳中間直到硬顎附近都會因此變得比較黑，上排牙齒就會像經常曬日光浴的健兒，身體有兩截顏色：和空氣重疊的偏黑，沒有和空氣重疊的偏白。叫病人用舌頭頂住上顎，有些病人可能「會錯意」，只用舌尖頂住上門牙的背脊，結果上顎與舌頭之間仍然有空位有空氣，照出來的效果依舊不好。筆者看見學生們各施各法去解釋。有些人打手勢，例如左手在下當舌頭，右手在上當上顎，左手手背往上拍向右掌掌心，表達舌頭頂住上顎。就好像拍手，平日我們手心對手心，他就手背對手心。有些人「君子動口不動手」，告訴病人幻想嘴裡含著一塊朱古力，舌頭要完全緊貼上顎，令舌頭上所有味蕾都感受到味道。這指示挺好，希望病人照X光期間保持固定，舌頭不要變成在麵包上來來回回塗牛油的刀。YouTube有很多影片示範照環口X光片，筆者看了40條英語片，整理出一個表格，不妨一看[5]。

環口X光片的起源

說完實際應用的部分，這裡想稍稍談及環口X光片（panoramic radiograph）的名稱。它的英文名字經歷很多變化。據說阿爾文・朱洛夫（Alvin Zulauf）早於1922年在美國申

請專利，描述了名為「環口Ｘ光機」的裝置（panoramic x-ray apparatus）。沼田久治（Hisaji Numata）於1933年在日本發表論文描述研發的環口Ｘ光技術（parabolic radiography）。Ｋ赫克曼（K. Heckmann）於1939年在德國申請專利，描述一種用Ｘ光拍攝彎曲物體的手法（正是環口Ｘ光片的原理），名稱不詳。

　　不過，現在說起環口Ｘ光片，很多人會想起芬蘭牙醫耶里奧・帕泰羅（Yrjö Paatero）。二次大戰後，他在赫爾辛基大學的牙科Ｘ光部工作，為病人拍攝Ｘ光片之餘，不忘鑽研新的Ｘ光技術。當時資訊的流通沒今天那麼發達，他並未留意到前人也在研究環口Ｘ光片的技術。在1946至1949年間，他嘗試將長長的Ｘ光片放進病人口腔裡，覆蓋全口牙齒，然後讓Ｘ光機圍著病人口腔轉一圈，稱之為parablograph。後來他將Ｘ光片改放到病人面前，不再放進口腔裡，而且改良了Ｘ光機的轉動方法，稱之為orthoradial pantomography，或者orthopantomography。1950年代，他開始和工程師蒂莫・涅米寧（Timo Nieminen）合作，研究商業化、量產化這種環口Ｘ光機。兩人努力推銷自己的作品。最終，在1960年和德國公司西門子（Siemens）合作推出名為Orthopantomograph的環口Ｘ光機。及後，其他公司相繼推出環口Ｘ光機。由以上可見，環口Ｘ光片有很多個英文名稱，有些名字甚至還被牙科用品生產商直接拿來用作商品的名稱呢。

5　Grillon, M., & Yeung, A. W. K. (2022). Content Analysis of YouTube Videos That Demonstrate Panoramic Radiography. *Healthcare*, 10, 1093. Retrieved from https://www.mdpi.com/2227-9032/10/6/1093, supplementary file 1.

穿越牙齒的
光影旅程

參考資料：

Bengtsson, V. W., Persson, G. R., Berglund, J., & Renvert, S. (2019). Carotid calcifications in panoramic radiographs are associated with future stroke or ischemic heart diseases: a long-term follow-up study. *Clinical Oral Investigations, 23*(3), 1171–1179.

Grillon, M., & Yeung, A. W. K. (2022). Content Analysis of YouTube Videos That Demonstrate Panoramic Radiography. *Healthcare*, 10, 1093.

Whaites, E., & Drage, N. (2007). Chapter 17: Panoramic radiography (dental panoramic tomography). In: *Essentials of dental radiography and radiology*. 4th edition. Elsevier Health Sciences.

Molteni, R. (2021). The way we were (and how we got here): fifty years of technology changes in dental and maxillofacial radiology. *Dentomaxillofacial Radiology, 50*(1), 20200133.

Pauwels, R. (2020). History of dental radiography: Evolution of 2D and 3D imaging modalities. *Medical Physics International, 8*(1), 235–77.

Hallikainen, D. (1996). History of panoramic radiography. *Acta radiologica, 37*(3), 441–445.

屢敗屢試：牙根尖 X 光片

牙根尖 X 光片（periapical radiograph）用作檢視整顆牙齒，從頭到腳，一覽無遺（圖 3.3.1）。若為全口牙齒拍攝牙根尖 X 光片留下倩影，我們需要 15 張（圖 3.3.2）。一隊男子音樂組合拍攝宣傳照時，既會拍攝團體照，也會分成幾個小組拍攝，製作幾個版本的海報和閃卡；照牙根尖 X 光片，我們也會將全口牙齒分成右上、左上、右下、左下四組，每組裡面分大臼齒、小臼齒、犬齒三類，各類一張，共 12 張。那麼門牙呢？上門牙四顆分兩張，下門牙四顆窄窄的，一張就好。合共 15 張。如果某些牙齒想別樹一格，斜臥著或者站得遠遠的，我們就要另外加一張。照牙根尖 X 光片有兩種技術：

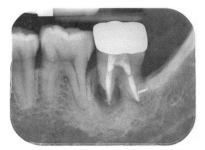

圖 3.3.1　牙根尖 X 光片成像

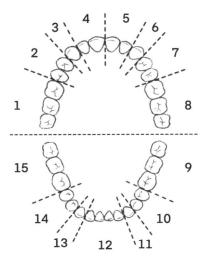

圖 3.3.2　15 張牙根尖 X 光片及其對應位置

平行法（paralleling technique）和分角線法（bisecting angle technique），學校主要教授平行法，詳情在此不贅。

小小口腔放入硌口的 X 光片

　　亞洲人口腔比較小巧，照這種 X 光片不太舒服。X 光片插進特製夾子，放進口腔，然後病人咬住夾子固定其位置。照上排牙齒，X 光片站立著，邊沿會頂著上顎中間；照下排牙齒，X 光片也站立著，邊沿會頂著舌根或者舌底。如果詢問病人，他們一般都會指著嘴裡說：「壓著肉，不舒服。」甚至說：「咬得痛，合不上。」如果碰到上顎或者舌頭喉嚨後方，病人也會說：「想作嘔。」其實，光眼看耳聽就知道病人作嘔，不必查問。在這裡，筆者必須澄清：請放心，劇痛和作嘔甚至真正嘔吐，大部分時候都不會發生，只有照智慧齒時比較辛苦。實在不行的話，我們可以改照其他類型的 X 光片。

　　X 光片有幾種尺寸。照牙根尖 X 光片用二號片，呈長方形，大小為 31 乘 41 毫米。照前牙時，X 光片打直，41 毫米那邊垂直。照後牙時，打橫，換成 31 毫米那邊垂直。視乎情況，照門牙、犬齒，或者阻生智慧齒可用細小一點的一號片，大小為 24 乘 40 毫米。再細小的 X 光片放進去，會看不到牙腳的盡頭，即是牙根尖。為什麼要看到整顆牙齒和它的牙根尖呢？例如蛀牙，如果蛀得深，蛀成大洞，細菌就有可能鑽進牙根裡，再從牙根跑到牙根尖附近的牙槽骨蠶食骨頭（圖 3.3.3）。這樣，我們就得杜牙根。杜牙根的

話,我們首先要看清楚牙齒有幾條牙根,牙根如何拐彎,才能預備好工具清除裡面發炎的組織。又例如拔牙,我們也要看看牙腳的形態去判斷是簡單拔除即可,還是要動刀(圖3.3.4)。同樣道理,種牙後檢查,我們也要知道植體(所謂的「螺絲」)四周的骨頭有否因為發炎或感染而收縮。總括而言,牙根尖X光片用途廣泛。

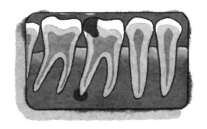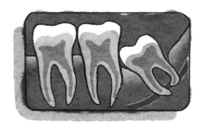

圖3.3.3　檢查蛀牙的嚴重程度　　　　圖3.3.4　拔牙前要看看牙腳位置

　　尺寸不能遷就各路病人的口腔大小,就要從其他地方入手。有人建議用紗布包住X光片,使X光片的邊沿變得圓滑,或者在X光片邊沿加上軟墊。有人建議如果病人咬住夾子時,上下排牙齒還有夾縫,可以插一條棉卷進去填滿縫隙,令夾子穩固。有人建議要是口腔太小,X光片就別站得筆直,不妨學習米高積遜(Michael Jackson)唱 Smooth Criminal 時的經典舞步:全身前傾,那就比較容易藏在口腔裡。當然,X光片還是盡可能與牙齒的長軸平行,上下傾斜幾度還好,如果像MJ般傾斜45度,牙齒在成像裡會過分拉長或縮短,與周遭組織的距離也不準確。有人建議和病人聊天,放鬆心情事情就容易辦。還有人建議噴少量麻醉劑,使口腔沒

那麼敏感。這些建議或者心得，教科書沒多講，都是同行經驗之談。所謂工多藝熟，靈活變通，就像剪頭髮。據說古代還沒有牙醫的時候，古埃及以至中世紀歐洲的理髮師會為有需要的客人拔牙止痛。理髮店門外的紅白藍旋轉三色柱，紅色代表放血治療，白色代表拔除牙齒，藍色代表……是日無大礙，隨便為我剃剃鬍鬚吧！另有講法是紅藍二色代表動脈靜脈兩種血管，白色是繃帶。這種講法血腥得來，有點乏味。

從疼痛中反省行醫態度

現在讓筆者講個小故事吧。

每年筆者都會指導牙科學生實習，學習照 X 光片。很多年前，有個二年級學生用訓導老師的聲線，很有權威地告訴病人：「會痛的，忍著點。」X 光片放進去，病人就痛得張開口。她重複訓導病人，嘗試了幾次，病人始終咬不住。她找我求救，說：「這個病人不聽話，不肯咬實呀！」筆者跟她去看看那病人，叫病人張口一看。口腔不算細小，空間足夠。好比四百平方呎的方正客廳，怎麼就放不下一張兩人座位梳化呢？於是師徒兩人一起把 X 光片放到舌底，這次特意遠離牙肉一點，避免擠壓到牙肉，而且沒用力壓下去，避免舌底受重壓。目測位置準確，才叫病人上下排牙齒逐小合上，最後輕咬著夾子。病人張大口時，肌肉和口腔黏膜都繃緊著；病人合口時，一切都逐漸放鬆變得有彈性。情況如同橡筋。於是舌底就能容納 X 光片，被 X 光片輕壓著也不會超痛。筆者一邊示範一

邊用英語講解，病人這次很配合，連眼角的淚印也漸乾。病人很給面子，告訴我們：「這次不痛了。」

　　病人離開後，筆者叫那學生拿一個夾子夾塊 X 光片，放進她的嘴裡同一個位置試試。她用力一咬，嘴巴馬上打開大叫：「很痛呀！」筆者笑說：「所以病人不一定都欺負你的。你看著鏡子試著把夾子稍微四圍挪動一下，看看放哪裡既舒服又能照到要照的牙齒。」幾秒後，她瞪大眼睛，頭頂的燈泡亮了，說：「找到了，原來可以不痛的！」筆者點點頭。所謂「差之毫釐，謬之千里」，那幾毫米，決定了痛與不痛。接著，在旁邊 X 光房實習的學生也遇上相似困境，病人喊痛。筆者還沒走過去，她已經一支箭走了進去幫忙。她說「應該可以不太痛的」，然後一邊嘗試一邊解說，和同學一起將 X 光片慢慢放進病人口裡。最後步驟正確，效果良好。這就是所謂的「同儕協作」或者「同儕學習」（peer learning）。比起老師從上而下的教導，這種方法應該令兩個學生的印象都更深刻。如果筆者是張良在橋上遇見的老伯，定必捋著鬚對她說：「孺子可教！」可是筆者並不年老，且沒有《太公兵法》。筆者閉上眼點點頭，簡單說了聲：「做得好。」張開眼睛，走向下一間 X 光房，看看下一個學生的情況。那時候，筆者還沒長白頭髮；那時候，無名指也還沒戴戒指。

　　教學相長，每一次的指導，都得到新的感受。正如老婆說，小孩子玩玩具，多聰明；沒人教，自己摸著摸著，就能分辨這是星星，那是三角形，懂得將圖案塞進正確的洞裡。小孩子拿著星星，

塞不進三角形的洞裡，他試了幾遍不行便會改變，試著塞到正方形的洞裡，最後找到星形的洞，而且慢慢找到正確的方向塞進去。先學會辨認形狀，然後分清方向，他不會一直失敗的。照牙根尖X光也是如此。先觀察病人口腔，再選好合適的X光片尺寸，然後決定打直或者打橫，最後放進口裡，調好方向和角度。可是我們成年人有時候十分固執，覺得是其他人的錯，或者運氣不好，又或者不願意打破舊有框架，就用同一個方法不斷重複，不斷碰釘子。不是很諷刺嗎？

延伸閱讀：

Whaites, E., & Drage, N. (2013). Chapter 10: Periapical radiography. In: *Essentials of dental radiography and radiology*. Elsevier Health Sciences.

3.4

醫患互動：咬翼 X 光片

喜歡吃雞翼，可能覺得咬翼 X 光片（bitewing radiograph）這個名字特別親切。我們不時照咬翼 X 光片，主要檢查大牙（小臼齒、大臼齒）的鄰面有否蛀牙，即是牙縫之間我們肉眼難以觀察的位置（圖 3.4.1）。

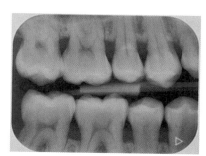

圖 3.4.1　咬翼 X 光片成像

除了蛀牙，咬翼 X 光片也能檢查補牙物料有否破損，或者物料邊界旁邊有否新蛀牙。最後，它還可以透露牙槽骨的高度和形態，看看有沒有因牙周病而萎縮。如果一切順利，一張 X 光片能看八顆完整的牙齒，就是上下各自兩顆小臼齒加兩顆大臼齒，還有半側上下犬齒。這種 X 光片只能看到牙冠，看不到牙腳尖（牙根尖）。牙腳尖要靠牙根尖 X 光片檢查（見〈3.3 屢敗屢試：牙根尖 X 光片〉）。

長有翅膀的 X 光片

雞翼有數十種烹調方式，豉油皇滷水蒜香瑞士汁蜜汁沙薑椰汁可樂薑蔥，蒸炆燒煎焗炸皆可。筆者喜歡看婆婆煎雞翼。用個小小的平底鍋慢慢煎，聽著醬汁滋滋作響，然後反轉背面再煎，又再次

聽到響聲；也喜歡看媽媽煎雞翼，她用大大的平底鍋，一次過將雞翼都放進去煎。那是很多很多年前做完功課又沒有手機的日子，看著她們的側影，不知聊些什麼就等著吃。小時候婆婆常常為我精心炮製雞翼，吃飽午飯才坐校車上學去。小學位於山道上半段，走上一條長樓梯，便可看見香港大學。山道單向行車，只向下走，還有一條高聳的行車天橋蓋於上方。很多人說，坐巴士經過山道天橋，陡峭而且拐彎，如坐過山車。

　　咬翼X光片卻只有兩種炮製方法，橫向和縱向，就像手機看短片可以打直看也可以打橫看（圖 3.4.2）。大部分情況牙醫都會照橫向，X光片套進夾子，放到病人口腔裡，叫病人用第二小臼齒和第一大臼齒咬著（圖 3.4.3），每邊一張（圖 3.4.4）。美國好些學校會教學生每邊兩張，確保小臼齒和大臼齒能全部檢查得到。病人因牙周病而令牙槽骨萎縮，橫向咬翼X光片就未必能透視牙槽骨高度，要將之旋轉90度變成打直，變高了卻變窄了。縱向咬翼X光片每張只能覆蓋四顆牙齒，所以每邊需要兩張。一般牙醫照咬翼X光片時都用二號X光片（31乘41毫米），也可以用更長的三號X

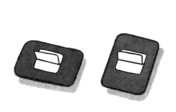

圖 3.4.2　橫向跟縱向的咬翼X光片

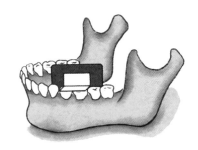

圖 3.4.3　咬翼X光片擺放位置

光片（27 乘 54 毫米），不過後者並不常見。此外，如果病人缺了某些大牙，咬住夾子時可能會咬不穩，夾子會鑽進缺牙的空隙裡。牙醫會攝進一條棉卷填補空隙，否則牙齒照出來會歪歪斜斜（圖3.4.5）。

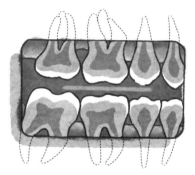

圖 3.4.4　用一張 X 光片照八顆牙齒

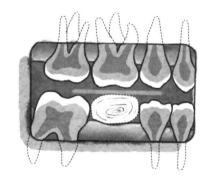

圖 3.4.5　以棉卷穩定 X 光片

　　小孩子嘴巴細小，可用最細的零號 X 光片（22 乘 35 毫米）。如果小號的夾子也嫌大，可以直接貼一張比較硬身的特製貼紙到 X 光片的背面，像貼了一根小翅膀（一隻翼），讓小孩子咬著貼紙去固定 X 光片，比較舒服。這就是咬翼 X 光片的名字由來。

冰冷的 X 光片，溫暖的醫患關係

　　雖然 X 光片和夾子硬邦邦，可是牙醫得有一顆如《彼得前書》3 章 4 節所說的「長久溫柔、安靜的心」，處處為病人設想。有一年臨床考試，有個學生不太順利，照了幾張咬翼和牙根尖 X 光片，

出來效果都不好。當時一同監考的老師用英語對她說：「沒關係，之後還有機會。下次再努力！」小妮子頓時擦擦自己眼睛，梨花帶雨。同事連忙說：「別哭，下一張做得好就沒問題了。現在快去吧！」於是那學生連忙找回病人補一張，照得還好，與老師對答也可以，順利過關。同事問筆者：「她剛才哭什麼？你去問問。」所有學生考試順利結束後，筆者問她為什麼哭。筆者心目中有個答案，不過與她的答案有所出入。她說：「我覺得自己做得不好，要病人承受多一次不適，要病人吸收多一次輻射。我覺得對病人不起！」筆者轉告同事，她讚賞學生年紀小小竟有此仁慈之心。

　　牙科課程裡有十幾個臨床考試，分散於幾年間的實習時段。與每年期末的筆試大考不同，臨床考試有生氣勃勃的真病人坐鎮。譬如上述說的照X光和影像判讀。有些學生如臨大敵，一絲不苟，平日一兩分鐘就照完一張X光片，考試時可以拖長到10分鐘一張。好像訊號故障的地鐵，霎時間失去效率。正面、側面、背面、上面、下面，全方位觀察擺位是否準確。或踮或蹲、或叉腰或彎腰，仿佛想擁有X光眼能看穿病人口腔內的情況。瞪眼、單眼、瞇眼，都希望從病人咬住夾子的嘴唇之間判斷X光片在口腔內的位置是否妥當。明明已經預備步出X光房按下按鈕，又來個驀然回首，回到病人面前團團轉。應試的學生力臻完美，病人可能由充滿生氣，變成十分生氣。所以要好好與病人互動，在冷靜與熱情之間、畏首畏尾與粗枝大葉之間取得平衡。

時隔多年，前述臨床考試時不太順利的學生讀碩士，見她常常匆匆忙忙在 X 光部為自己科研項目的病人照電腦掃描。她說照完就要趕去實習，碩士的實習診所位於醫院所在地點的下一個地鐵站。我問她為什麼不另約病人改天來，時間不就充裕些？她說：「這些病人的主診醫生不是我。難得病人來看病，我能配合他們，即日請他們來 X 光部幾分鐘照個電腦掃描的話，他們就不用特意再來一趟了。」

說來慚愧，當年筆者身為大學生，學識和心智可能都比現在的學生差很多。當年筆者尚為二年級生，一次實習打算為病人補顆牙，三小時專心做一件事，就那麼簡單。所謂「十年磨一劍」，三小時補一顆牙，不過分吧？和病人打了招呼，叫她坐到椅子躺下來，很快檢查牙齒一遍，確定那顆牙齒蛀了牙有個小洞，向老師報告，預備開工。老師看了那張顯示蛀牙的咬翼 X 光片，問：「好。為什麼用水銀合金（汞齊合金，amalgam）？」筆者說：「因為補大牙。」老師續問：「所以呢？」回答說：「因為學校教補大牙通常用水銀合金。」老師說：「廢話。這不是理由。再想！」筆者慌了，心中浮現一張虛構的流程圖，補大牙就指向水銀合金呀！複合樹脂和玻璃離子水門汀都不適合——題外話，玻璃離子水門汀這翻譯挺搞笑的，明明是水泥，怎麼叫水門汀呢 **6**？Google 了一下，原來水門汀是水泥（cement）的英語音譯，連張愛玲的詩《落葉的愛》也寫著：

6　香港衛生署口腔健康教育事務科：〈口腔治療室：補牙物料〉。取自 https://www.toothclub.gov.hk/chi/adu_01_06_01_01b.html，見各種常見補牙物料的名稱。

秋陽裡的
水門汀地上
靜靜睡在一起
它和它的愛

　　當時筆者卻感受不了絲毫浪漫，只結結巴巴的說：「學校是這麼教的……大牙用水銀合金。我應該沒記錯。」老師不耐煩，說：「你就站在這裡好好反省。我先看看其他同學，回頭再來問你！」她匆匆走了，筆者向下看看平躺在椅子上的病人，看了一眼就縮開，四處張望，看看有誰能可憐筆者，給一點提示。有些同學們依舊努力忙著治療病人，有些跟我四目交投，雖然雙方都戴著口罩，可單從眼神就知道，那是深表同情的擁抱。老師很快就回來問我：「快說！為什麼？」此時已經失去戰鬥能力，低著頭吐出「不知道」三個字。老師踢了一下椅子的腳踏，讓病人坐起來，很有禮貌地說：「對不起，這個學生準備不足，今天不能夠為你治療。一會兒他會再跟你約個時間下次再來。不好意思。」然後轉向我高聲說：「你現在馬上去圖書館學習，學清楚為什麼補牙有各種物料可以選擇。在大牙牙縫的位置補牙，各種物料的優劣點。你檢查過這個病人這顆牙，考慮了什麼因素而決定用哪種物料。下次匯報。現在滾出去！」話一說完，筆者眼睛就從滲水變成全面決堤了，心想：如果老師一早就問這些引導問題，我的腦袋就不會一片空白啦。病人安慰著筆者說：「我下次再來沒關係。你老師比較兇，你別氣餒。」後來有同學分享說：「你看，咬翼Ｘ光片上顯示的蛀牙

蛀得並不深，蛀壞部分尚未接近牙髓，因此就算我們補複合樹脂都不會引起牙齒敏感。」

這故事的寓意就是：「男人哭吧不是罪」，卻不會我見猶憐。此哭不同彼哭，我哭只令老師大為光火。共勉之。

參考資料：

香港衞生署口腔健康教育事務科：〈口腔治療室：補牙物料〉。取自 https://www.toothclub.gov.hk/chi/adu_01_06_01.html。

3.5
咬緊牙關：咬合X光片

　　咬合X光片（occlusal radiograph）用上最大的四號X光片（57乘76毫米），像一塊消化餅放進病人嘴裡，上下牙齒銜住（圖3.5.1）。小朋友聽到指示最高興，有時候用力咬下去，結果X光片壓出一排牙齒印（圖3.5.2）。有些醫護用硬卡紙包裹X光片保護它，也有些放棉卷或者紗布在X光片上當作軟墊卸力，又有些再三提醒病人牙齒輕輕碰上X光片就好。照這種X光沒有特製夾子輔助瞄準，我們要更換X光機的頭（照準器），確保使用圓形的照準器（circular collimator）而不是長方形。圓形照準器像個廁紙筒，指向X光片，限制X光只能向這個方向射出。咬合X光片的好處是能夠一次過檢查很多牙齒（上排或下排）。小朋友如果覺得照牙根尖X光片不舒服，照這種來代替多數沒問題。我們可以以此檢查上頜

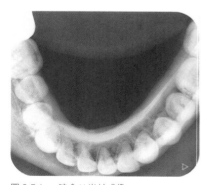

圖 3.5.1　咬合X光片成像

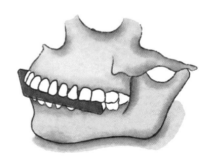

圖 3.5.2　咬合X光片擺放位置

骨裡有沒有多生齒，也可檢查遲遲未長出來的牙齒到底在不在骨頭裡。雖然照環口 X 光片也可以檢查得到，可是環口 X 光片要照好幾秒才完成，而咬合 X 光片只需一秒內，所以不怕小朋友不耐煩動來動去。

成年人每逢進食之前都覺得口腔裡酸軟疼痛，也可以照咬合 X 光片，看看口水腺內有沒有結石。因為結石堵塞會導致口水積聚腺體之內，造成不適。覺得牙齒附近的地方腫脹起來，不知是牙肉腫還是底下的牙槽骨腫，都可以照咬合 X 光片檢查，因為它能提供這種頰舌方向（buccolingual）的資訊。

上排與下排咬合 X 光片

照上排咬合 X 光片，病人放鬆面向前方，銜住的 X 光片呈水平。X 光機有三種角度：第一種叫標準式（standard），是以 65 度從上而下射向 X 光片，照準器放在病人正面、指向鼻樑。第二種叫頂點式（vertex），X 光機放病人頭頂，照準器 90 度從上而下垂直射向 X 光片。第三種叫側面式（oblique），照準器移到側面，指向面頰。

照下排咬合 X 光片，第一種叫標準式，也是病人面向前方，X 光片呈水平，照準器放在病人正面，以 45 度從下而上，指向病人下巴。第二種叫真確式（true），原理與上排的頂點式一樣，這次 90 度從下而上射向 X 光片。為免 X 光機觸碰病人身體，病人需要

抬高頭，使X光機可以相應拉開。第三種叫側面式，照準器移到側面，從後方和下方指向下顎線。

關於咬合X光片，教科書裡令筆者印象最深刻的是上排咬合X光片要是能看到罕見的鼻腭管囊腫（nasopalatine duct cyst），會看見囊腫在X光片上呈心形，多麼浪漫！可是老師和學生都會表現專業，不會將快樂建築在別人的痛苦（疾病）之上，不會興奮地呼朋喚友說：「過來看！很精彩很讚啊！有顆囊腫呢！」只會拍拍胳膊，使個眼色，有默契地圍著X光片點頭。須知骨頭呈白色，囊腫呈黑色，所以鼻腭管囊腫看出來還真是個黑心。

牙醫可能覺得X光片上心形的鼻腭管囊腫很美很浪漫，你可能覺得很變態。正如研究恐龍的人，小朋友應該覺得很有魅力很有意義，大人可能覺得很悶很無聊。

延伸閱讀：

Whaites, E., & Drage, N. (2013). Chapter 12: Occlusal radiography. In: *Essentials of dental radiography and radiology*. Elsevier Health Sciences.

鎮定自若：電腦掃描 CBCT

很好奇呀，何謂電腦掃描？

偶然會遇到病人問：「電腦掃描是 X 光嗎？上次我照 X 光，也是一部機器圍著我的頭轉一圈呀。」學生時期，筆者也曾想過電腦掃描跟文件掃描或者鉛筆素描有沒有關聯。後來看到三者的英文（computed tomography, document scanner, pencil sketch）就知道它們沒有親戚關係了。病人上次照的，應該是二維「平面」的環口 X 光片。照牙科電腦掃描和環口 X 光片的機器，外觀可以非常相似，內涵上同樣用 X 光照射病人去產生灰階成像。牙科電腦掃描機一般都可以照環口 X 光片，一物兩用。

CBCT vs CT

電腦掃描，全名電腦斷層掃描。機器圍繞病人轉動，期間 X 光從多角度射出照射病人，產生數以百計的二維成像（後頁圖 3.6.1）。經過專用的演算法，電腦將這數以百計的二維成像拼在一起，產生三維「立體」的醫學成像。相對二維成像，三維可提供更多診斷資訊，輻射量亦通常更高。病人未必知道的幕後花絮是，電腦掃描不但操作培訓更久，而且機器價錢更貴，電腦的運算能力和熒幕要求更高，還有房間輻射防護的要求更嚴格。

簡單來說，現存兩大類電腦掃描可作牙科用途。一是傳統醫科常用的電腦掃描（computed tomography, CT），二是牙科常用的錐狀射束電腦斷層掃描（cone-beam computed tomography, CBCT）。CT射出的X光呈平面的扇狀，稱為扇形射束，所以CT每繞一圈就照射病人的一小片，需要繞很多圈才能完全覆蓋整個重點區域（volume of interest）（圖3.6.2）。相反，CBCT射出的X光呈圓錐狀（像雪糕筒）或者四角錐狀（像金字塔），稱為錐狀射束，所以繞一圈就完成覆蓋病人的整個重點區域（圖3.6.3）。舉個例子，假設要電腦掃描一本平放在桌上、厚達8厘米的字典，CT機每繞一圈可掃描幾十頁，CBCT機繞一圈就完成掃描。

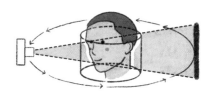

圖3.6.1　當CBCT圍繞病人照射

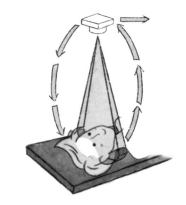

圖3.6.2　一點點組成成像的CT扇形射束

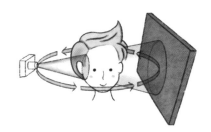

圖3.6.3　只需圍繞一圈就完成照射的
　　　　　CBCT錐狀射束

所謂天下武功，無堅不破，唯快不破！那麼 CBCT 是否完勝 CT 呢？非也。牙科 CBCT 當初是為了檢查牙齒內部的牙髓（牙根）和承載牙齒的頜骨，設計成可以高清顯示這些地方，然後皮膚肌肉脂肪等軟組織一律呈現灰色。CT 當初並非為牙科設計，牙齒結構沒能顯示得那麼細緻，但是軟組織的輪廓更清晰，而且能提供準確的亨氏單位（Hounsfield unit，或稱 CT 值）。這位亨氏與賣茄汁和蛋黃醬的那位亨氏可沒有親戚關係呀。這個亨氏單位以因發明 CT 而有份榮獲 1979 年諾貝爾生理學或醫學獎的高弗雷・豪斯費爾德（Godfrey N. Hounsfield）命名。為何人的名字翻譯成豪斯費爾德，但量度單位翻譯成亨氏，則無從考究。不過 CT 值確實有用，例如空氣是 –1000，脂肪大約 –100，水是 0，骨頭大約 +500 至 +1000 以上。醫生可以在成像裡，例如一個疑似腫瘤裡框一個區域去查看該區的 CT 值，就能大概了解裡頭充滿空氣、脂肪、水，還是骨頭。

CT 值反映一件物質的放射密度，負數越大代表放射密度越低，X 光越容易穿過；正數越大代表放射密度越高，X 光越難以穿過。題外話，這個 CT 值也和檢測新冠肺炎病毒量的 CT 值沒有關係。言歸正傳，時至今日，CT 已經發展出多列式感應器，那扇形射束由薄薄的肥牛片進化成厚切的牛扒，所以跟 CBCT 的掃描時間相差不遠了。

什麼時候要用到電腦掃描？

很期待呀，誰人需要照電腦掃描？

電腦掃描簡單而言就是照了很多張二維的 X 光然後拼成三維，所以病人接受的輻射量會較高。並非所有牙患都需要用三維成像檢視，牙醫會作出風險效益分析，按情況決定病人是否需要電腦掃描，然後再決定照 CT 還是 CBCT。

第一個需要照 CBCT 的情況是脫智慧齒。牙醫會先照普通 X 光片，看見牙腳非常接近下頜神經（就是大家間中聽到的「好近神經線」），就會照 CBCT 去確認兩者的距離、位置、空間，看看神經線到底在牙腳的頰側、舌側，還是直接穿過牙腳的中間（如同加士居道天橋直穿油麻地停車場大廈）。

第二個情況是根管治療，俗稱「杜牙根」。一隻大臼齒有兩至三隻牙腳，一般內藏二至五條「牙根」。換句話說，一顆蓮子只有一條芯，可是一隻牙腳可能不止一條牙根。牙根本來就很幼細，中間更可能因鈣化而變得異常狹窄甚至堵塞。用二維的 X 光察看這些特別細小的牙根，可能只見「落了片白茫茫大地真乾淨」——什麼都看不見。用 CBCT 的高清模式去照，可能會看得更清楚，亦能將二維成像上重疊著或者緊連著的牙根分開，清楚查看。

第三個情況是植齒規劃，俗稱「種牙」。種牙是鑲牙的一種方法，在缺牙的頜骨位置打一支鈦金屬植體進去，就像建大廈時的打

172

椿，然後在植體上套上牙套，一顆假牙就固定好了。道理簡單，但是牙醫要確保種牙位置的骨頭夠深夠闊，「地基」夠穩，而且植體不能碰傷主神經線和血管，也不好打穿鼻竇。就像大廈的地椿不能打穿地底的電線水管。三維的成像才能提供足夠的資訊，使種牙事半功倍。

大多數的牙患問題都可以用 CBCT 去檢查。如果病人因癌症或者腫瘤而需要大幅度切除頷骨，不論上顎還是下顎，都可以從臀部的髖骨或小腿的腓骨取骨重塑缺失的頷骨。這些頭頸以外的身體部位，一般都用 CT 去檢查了。

照電腦掃描，醫生跟病人要做什麼？

很緊張呀，照牙科電腦掃描的過程是怎樣的？

首先，病人需要脫下頭部頸部的金屬物件，例如髮夾、眼鏡、耳環、活動牙托（病人能自行脫下的「假牙」）、舌環、鼻環、頸鏈。如果真的脫不掉，最後遮擋了 X 光而看不清，醫生唯有另想辦法。天冷時穿的外套，如果領口有金屬圈或者拉鏈，也要反下來，不要遮著頸部。照牙科的電腦掃描不必脫掉帶有金屬的衣服而換上病人袍，亦不必拿走手機錢包，因為只照頭頸。請放心，電腦掃描不會吸走褲袋裡的硬幣，信用卡也不會消磁，那是磁力共振（MRI）。

CBCT機可以調校空間解析度和視野。空間解析度就是照高清、標清，還是低清，好像看YouTube片可以從高清的4K和1080p一直降到低清的240p。視野就是照一兩隻牙，一排或者兩排牙齒，還是整個頜骨，以至整個頭顱。醫生會考慮拍攝原因、輻射量和所需時間等去選擇合適的模式。如果想細看一隻牙齒的幼細牙根，可能用高清模式照一隻牙。如果想粗略知道頜骨內有否藏著未長出來的牙齒，可能用低清模式照整個頜骨。

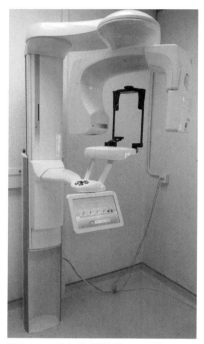

圖 3.6.4　站立式電腦掃描 CBCT 機

設定好模式，病人就會走進CBCT機。CBCT機分坐著、站立（圖3.6.4）和仰臥三種。寸金尺土，前兩者比較普遍。不管坐立，一般都要求病人頸背挺直，頭部在拍攝期間保持靜止。如何靜止？下巴放在下巴托上，額頭附近用頭夾或者頭托固定，緊握扶手。視乎情況，門牙可能會咬著一根與下巴托相連的膠棒，或者一根棉卷，又或者上下牙齒咬緊。這些配件輔助病人盡量保持靜止，然而最重要的是令病人心如止水。在環境因素來看，冷氣太大會令

病人瑟縮顫抖，另外，病人太趕時間、心情焦躁緊張、疼痛難耐，心跳和血壓就會飆升，如何叫頭部靜止呢？

正式掃描之前，可能先做定位掃描（scout view）。機器會將幾條定位光線射在病人臉上。醫生會移動這些橫橫直直的線去修改掃描的視野。定好位置，醫生就會離開房間在外面按按鈕。機器快速繞病人一圈，期間在正面側面各照一張平面低清的 X 光，就是兩張定位掃描。然後醫生回來檢查定位掃描的視野是否正確。如有需要，可以再次修改視野確保要照的牙齒或者結構（重點區域）能包含在最終的正式掃描裡。修改視野這個步驟，有些機器需要醫生手動定位光線，有些機器容許醫生直接在定位掃描裡框出要照的重點區域，機器會自動校正。挺酷的是吧？要緊記，病人不可在定位後放鬆然後大幅度改變頭部姿勢呢！不然，根據定位而決定的視野就會變得不準確。病人可以吞一下口水，然後繼續保持固定，正式的掃描就開始了！這次機器繞病人一圈的速度會慢一點，大概 10 至 20 秒，期間照數百張 X 光，稍後電腦就會將它們組合為一個三維成像，大功告成（後頁圖 3.6.5）。在判讀的電腦程式裡，病人的頭顱好像積木一格一格般堆砌出來（圖 3.6.6），並且可以從矢狀面（sagittal，左右移動）（圖 3.6.7）、冠狀面（coronal，前後移動）（圖 3.6.8）和軸狀面（axial，上下移動）（圖 3.6.9）查看。

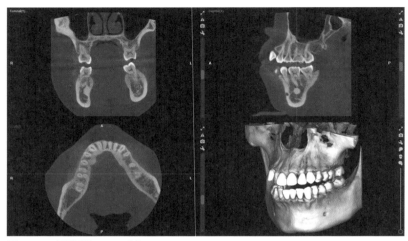

圖 3.6.5　電腦掃描 CBCT 成像

　　完成掃描後，病人和醫生會一起等待電腦熒幕出現最終的成像，就如等待抽獎結果般滿心期待。等候時間取決於電腦的運算力和程式的演算法，通常一兩分鐘內就好。CBCT 機最貴的零件是感應器，因此大部分機器的感應器體積較小，只對應口腔的高度。如果要照整個頭顱，機器要繞兩圈，一圈在口腔水平，一圈在眼睛水

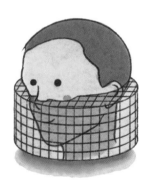

圖 3.6.6　CBCT 繞頭一圈製作成像

平，前後大概半分鐘到一分鐘，然後電腦程式將它們縫布般「縫」
(stitching) 起來。可想而知，如果在第一圈和第二圈之間，病人
有感機器暫時停止了轉動而活動筋骨、聳肩扭頸，那麼兩個成像就
不能好好縫起來。不能天衣無縫之餘，還可能要重照一次。

　　台上一分鐘，台下十年功。了解電腦掃描的流程，醫生和病人
互相配合，就能得出合宜的成像。

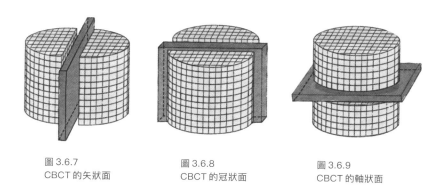

圖 3.6.7
CBCT 的矢狀面

圖 3.6.8
CBCT 的冠狀面

圖 3.6.9
CBCT 的軸狀面

延伸閱讀：

Whaites, E., & Drage, N. (2013). Chapter 19: Alternative and specialized imaging modalities. In: *Essentials of dental radiography and radiology*. Elsevier Health Sciences.

又照一次？常見的重照原因

不管口外還是口內 X 光片，都有可能需要重照。

擺放位置不佳

照口內 X 光，最常見的問題是 X 光片位置欠佳，導致無法完全看見重點區域。簡單來說，就是照不到想看的牙齒。X 光片位置欠佳，擺錯位，通常導致想看的牙齒顯示不完整，例如牙根尖（牙腳尖）或者牙冠頂部被留在畫面以外。最嚴重的甚至想看的牙齒完全不在畫面裡面。拿宴會拍攝大合照做例子，這好比攝影師沒有細看相機熒幕就按下按鈕咔嚓拍攝了，本來要拍攝全身照，結果照不到主角的皮鞋或者頭頂，甚至主角不在構圖入面。為什麼 X 光片會擺錯位呢？有可能是誤判，以為把 X 光片放進病人口裡合適的位置，然後叫病人合上嘴巴，牙齒咬住特製夾子就可以了。嘴巴合上後，口裡狀況就看不到。沒有仔細確保位置的話，病人舌頭可能推開了 X 光片，也可能只用嘴唇銜住而沒用牙齒咬住夾子，導致 X 光片無法完全覆蓋要照的牙齒。還有可能於拍攝過程中 X 光片在夾子裡鬆脫移位了。

除了誤判，還有可能是因為病人喊痛或者口腔比較敏感而忍受不了，拍攝者不敢／不想／不忍令病人辛苦，就妥協將 X 光片放到目標附近就算，希望能成功。成功達標固然好，但不幸失敗照不到

就要重照，病人要再次忍受和再次吸收輻射，「愛你變成害你」。這都是經驗，試過錯過就會拿捏得更好。

X 光機瞄準位置有偏移

就算 X 光片放得對，X 光機也可以瞄錯位，導致未能與 X 光片連成一線，稱為錐切（cone cutting）。這令到 X 光片的一部分無法吸收輻射形成圖像。錐切是最常見的重照原因。發生錐切，X 光片上的成像會有一部分完全空白，有畫面的那部分呈圓形或者長方形的一角。因為 X 光機的管頭不是圓形就是長方形，射不中的部分就空白一片。如果錐切並不牽涉重點區域，想看的牙齒仍然完好無缺，大概無需重照。

輻射量設定出錯

好了，X 光片位置正確，X 光機亦已瞄準，還有什麼可以出錯？用菲林的話，輻射量要很準確，過量稱為過曝（overexposure）。過曝的 X 光成像顏色偏向哪邊？攝影迷可能答：「白色！高光位置很白，失去了細節的資訊。」那就對了一半。是失去細節資訊，不過這裡過量的是 X 光，不是白光，過曝的 X 光片會偏黑！相反，輻射量不足就是欠曝（underexposure），欠曝的 X 光片會偏白。所以，如果你的 X 光片太白，要有如某染髮劑廣告「立即變黑亦得，得咗」的效果就請增加輻射量。如果轉用電子 X 光特別是 PSP，輻射量稍有偏差都能自動調整，因此這種情況很少發生。

拍攝角度和X光片有異常

以為X光片位置正確，卻沒發現原來在口裡彎曲了，照出來的牙齒自然也變形，或彎曲鞠躬，或踮腳拉長，稱為影像扭曲。而所謂X光機瞄準，除了那「槍口」要放近臉龐，角度也要講究，縱向橫向的角度要對。X光夾子通常設有一個膠圈和一條金屬棒，就用它們決定縱向橫向的角度，務求正面照到牙齒。回到宴會拍攝大合照的場面，就是不要「高炒」（高角度拍攝，從高向低拍攝）和「低炒」（從低向高拍攝），水平就好；也不要從左面或者右面側面照過去，要正面，不要身體和旁人重疊。縱向角度不對，可能會令牙齒增高或縮小；橫向角度不對，可能會令牙齒和旁邊的牙齒重疊著，看不清楚。

X光片受損，例如被刮花、有折痕，照出來的圖像就會如實反映，稱為偽影。這些偽影與病人無關，如果嚴重影響診斷成效就應該換張新的。

操作機器不當

好了，以上的問題都排除掉，肯定無問題，還能出錯嗎？這次是按鈕出錯，過早放手或者接觸不良導致機器無法射出X光，或者過早停止射出X光。通常機器會顯示「錯誤」信息，提醒用家。無法射出X光的話，拿著沒有吸收X光的X光片，只會看到空白一片。過早停止射出X光的話，不就是欠曝了嗎？X光片可能偏白。

可能你說：「噢，那簡單。按個重設鍵，再射一次就好了！」是的，如果病人穩如泰山，我們可以馬上再射一次。不過 X 光機顯示「錯誤」信息時，通常伴隨一陣警號。病人特別是小孩子可能會轉過頭來望向 X 光房門口，可能會顫抖，可能會將 X 光片掏出來大叫「什麼事」，那我們馬上再射一次都於事無補，因為 X 光片和 X 光機沒有對準。

重曝

　　最罕見的莫過於重曝（double exposure）。照完一張 X 光片，忘了拿去沖曬，直接放到另一顆牙齒背後又再照。沖出來就會看到第一次和第二次的畫面重疊在一起。有次考試有個學生挺有自信，一邊為病人照 X 光一邊加上旁白，解釋自己的做法和背後考慮，好像拍煮食的 YouTube 片一樣，有板有眼。筆者和同事都連連點頭，欣賞她為病人預備的「廚師發辦」。她照完第一張，沒有將之消毒放在盒子裡留待沖曬，反而直接放到第二個位置預備照第二張。於是筆者問：「你現在照第二張了？」她說：「對啊。」筆者說：「那你第一張在哪裡？」她四處張望，然後說：「噢，是的，在這裡。」然後停下來換一張新的 X 光片，總算化險為夷。除了自己，重曝還有可能是同學「助攻」。試過有學生照完電子 X 光，本該將那堆 PSP 拿去掃描機掃描，成像就會儲存在電腦裡同時從 PSP 裡刪除。不知怎的其中一張 PSP 沒經過掃描，就直接包裹新的膠套放回原處，下一個用 X 光房的學生用了這張 PSP 替病人照 X 光，掃描出來就見到前後兩個病人的牙齒疊在一起，令人看起來不知所以。

其他零碎的因素

照口外Ｘ光，Ｘ光片裝在機器裡，理論上不會錯位，出錯可以是病人位置不對或者準備不足。以環口Ｘ光片為例。由於口外Ｘ光照的範圍比口內Ｘ光大得多，忘記脫下頭部頸部的金屬物品幾乎都會影響最終圖像，例如頸鏈、耳環、髮夾。亦因為環口Ｘ光機器會圍著病人頭部轉一圈，轉動時機器比較貼近病人，如果頭髮束著馬尾，轉動的機器有可能碰到馬尾，從而令病人頭部稍微轉動一下，出來的成像就扭曲模糊了。

此外，照環口Ｘ光片病人只需咬住膠棍或者棉卷，我們可能疏於檢查病人的口腔內部狀況。如果病人戴著金屬托活動假牙，就會遮蓋成像上的牙齒了。另外，病人咬住機器附設的膠棍時，上下門牙需要咬在凹槽裡，咬太前或太後都會離開了焦槽，令成像的門牙模糊。咬太前，門牙變窄，整個頜骨變小；咬太後，門牙變闊，頜骨大到無法完全展示。病人沒對準前方，側著臉地照，照出來頜骨和牙齒同樣會一邊闊一邊窄。過分抬頭或者俯首來照，出來效果也會欠佳，牙齒與牙齒之間會重疊得比較嚴重。這令筆者想起自己拍攝證件相的一次經驗。筆者臉不對稱而且下巴偏長，曾遇過一個攝影師叫筆者頭側少許，稍微低頭，眼睛向上望著鏡頭，還要「自然點，微笑，別生硬」。結果出來的照片像虎視眈眈、目露凶光，卻微微笑著的可疑人物。那包證件相適合貼在「請勿打擾」的牌子上。

照牙科電腦掃描 CBCT 既方便又麻煩，既簡單又複雜。機器外表和環口 X 光機非常相似。照 CBCT 最簡約的做法，可以連膠棍都拿掉：無須放東西進口，無須咬東西，是不是很方便？為什麼說麻煩和複雜呢？這是因為 CBCT 沒有所謂「標準」的拍攝方法。牙根尖 X 光片、咬翼 X 光片、環口 X 光片，這些照法每次都近乎一樣，出來的構圖也人人相近。可是 CBCT 自由度非常高，容易導致問題出現：

- **照射範圍調整：**容許用家照口腔頜面任何位置，範圍可大至覆蓋眼睛至下巴，鼻尖至耳朵；又可小至只有一兩隻牙齒；

- **像素設定：**像素可以人手調整數值，或者按照範圍尺寸自動變更：超高清、高清、標清、低清、超低清，好像茶樓點心的等級——超點、頂點、特點、大點、中點、小點。過分高清，不但輻射量高，而且檔案尺寸會很大，記憶體不足的電腦會存取很久然後當機，無法開啟，得物無所用；

- **機器移動：**有些機器還可以選擇轉半圈或轉一圈。轉半圈時間短一些，影像沒轉一圈那麼高清，不過病人少點晃動的可能——晃動過多，轉幾多圈影像也是模糊；

- **病人咬著東西與否：**上下牙齒咬著照，牙齒咬合面就看不清，想看蛀牙的醫生會不高興。上下牙齒咬著東西照，牙骱就會打開，開太大下顎髁就會向前推，離開下頜窩，想看臉龐輪廓或者上下牙齒咬合關係的醫生會不高興。

183

　　那麼何謂合格的 CBCT？正如電影《飯氣攻心》對白：港九各處那麼多燒臘鋪，何謂好吃的叉燒？人人標準不同，自己吃慣的就是對味。要避免「不收貨」而要重照，下單的醫生要有精確的要求，操作 CBCT 的技術人員（可能與醫生其實是同一人）要有豐富的經驗。雙方都要熟悉機器性能。如果醫生要求「超高清」，機器頂盡只去到「高清」，那就沒有辦法。又或者醫生要求照整顆頭顱，機器只能去到眼睛至下巴，鼻尖至耳朵，那同樣沒有辦法。只好改要求，換機，或者換另一間影像中心。

成像種類	目的及作用	X光片類型
測顱X光片	• 矯齒（俗稱「箍牙」）和正顎手術。 • 了解上下顎骨形態，有否不合比例或者不對稱。	口外X光片
環口X光片	• 觀察牙齒及其附近的上下頜骨、牙骹、氣道、鼻竇和眼窩底部。	口外X光片
牙根尖X光片	• 處理蛀牙及拔牙前照，以決定治療手法。 • 杜牙根時判斷牙根數目、長度、弧度。	口內X光片； 常用X光片尺寸：二號X光片（部分位置可使用一號X光片）
咬翼X光片	• 蛀牙：查看大、小臼齒鄰面有否蛀牙。 • 補牙物料：查看物料有否破損或其邊界旁邊有否蛀牙。 • 牙槽骨：檢查其高度和形態，診斷有無因牙周病而萎縮。	口內X光片； 常用X光片尺寸：一般使用二號X光片，視乎情況，亦會用較長的三號。兒科病人使用最小的零號X光片。 病人用第二小臼齒和第一大臼齒咬著夾著X光片的特製夾子，每邊一張。

成像種類	目的及作用	X 光片類型
咬合 X 光片	• 配合無法順利照牙根尖 X 光片的病人。 • 查看頷骨裡有沒有多生齒，及協助查找牙齒遲生原因。 • 查看口水腺內有沒有結石。 • 獲取頰舌資訊。	口內 X 光片； 常用 X 光片尺寸：四號 X 光片病人上下牙齒銜住 X 光片。 照上排咬合 X 光片時，X 光機有三種角度：(1) 標準式、(2) 頂點式、(3) 側面式； 照下排咬合 X 光片時，亦分三個角度：(1) 標準式、(2) 真確式、(3) 側面式。
CBCT	• 檢查牙齒和口腔頷面各個結構。 ＊大多數的牙患問題都可透過 CBCT 診斷，不過輻射量高過上述其他平面成像	電腦掃描

成像種類整合

延伸閱讀：

Dentalcare.com, " Exposure and Miscellaneous Errors". From https://www.dentalcare.com/en-us/ce-courses/ce559/miscellaneous-errors.

後記

上一次長篇大論，要數到博士論文了。再往前數也沒有了。很感激花千樹給我這次機會寫點東西留個紀念。感謝老婆全力支持，不時給我意見，也畫了美麗的插圖，令書本變得有趣。聽了很多 Aga 的歌，長了很多白頭髮，沉思了很多個晚上，甚至辛勞到「生蛇」，才能寫成。這肯定不是曠世奇作，但如果你難得看到這裡，或者一開始就翻到這裡，幫幫忙，Comment、Like、Subscribe……我意思是記得推薦給其他人看啊！廣告時段：讀者如果對牙科科普書有興趣，不妨一讀花千樹出版的另一本書：劉思樂醫生的《頜骨醫學》。

事實上，網上有很多關於放射學和牙科放射學的教育資源，很多散落在不同的網站裡，政府、診所、牙科用品公司、專業學會都有。連 YouTube 也有很多短片。解釋得比較詳細的資料大部分都用英文，中文佔少數。和朋友講起香蕉也有輻射，很多人都覺得難以置信。希望這本書能發揮一點作用，吸引讀者再看其他資料，慢慢加深對牙科放射學的認識。

牙科 X 光經歷很多進步，科研日益發達，將來會越來越安全，越來越有用。牙科學校所在的西營盤也經歷很多變化，附近很多老舖沒有了，只存留在地鐵站電梯裡的繪畫和通道旁的立體浮雕壁畫。老舖換成新的餐廳、新的咖啡店。這裡還有「長命斜」、橫

街窄巷、懶洋洋的鋪頭貓、各式各樣的塗鴉。這裡有譚帝森的新詩《西環的風光》、胡燕青筆下的《高街》、也斯寫的《從西邊街走回去》。在《玻璃之城》裡，飾演港大學生的黎明和舒淇晚上騎著單車經過高街鬼屋回宿舍。西營盤有很多故事，浪漫和不浪漫的也有。大家有機會的話多來西營盤逛逛。

本書中提及 X 光片和其他病歷都可以備份。不過沒法拿出來備份的，是記憶。火災水浸颱風地震和恐怖襲擊都不能阻止人去回憶。只有時間和腦退化症才能使人忘記。記得葉老師是我小學最後三年的班主任，她教我們中文和數學。當時小六學生要考學能測驗，所以我們常常做文字推理和數字推理練習題，咀嚼一條又一條的多項選擇題，鉛筆填滿一條又一條 A 至 E 的長方格。例如以下哪一個不是天干而是地支？她說，真的不會回答，就選 C 啦。印象最深的是一課中文課講到事業、健康、品格哪個最重要，課文說是健康。她說，品格才對。很多很多條片段，我們進大學、出來工作後每年一兩次聚會都不斷重溫，一片歡欣。她說：「你就是太害羞。每次叫你起來答問題，總是面紅耳熱像是做錯事。想不到現在居然輪到你叫學生起來答問題，在一大堆學生面前授課。」笑著笑著，婚宴時我都特別道謝，她是我的啟蒙老師。但那時她有點呆滯，我就當她可能有點累，人多不自在，不以為意，也沒多聊兩句。那天的合照一直在電腦裡，打算新冠肺炎疫情減退後再聚時，

大大張沖曬出來背後寫幾句感謝，親自送上，帶上老婆，讓她們悠閒地談天說地。心想著：老人家應該喜歡拿著相片仔細看，而不喜歡在小小的手機裡看。葉老師您看，雖然當年我十分害羞，但是我挺有福氣，眼光也不錯吧。早陣子，同學傳來信息，說老師不良於行，後來得了肺炎，不久就走了。後知後覺，原來那張合照定格了我和她之間的笑聲和溫度。記錄到此為止，結案了。相片本來輕如鴻毛，現在卻如沉甸甸的包裹。本想找她寫序言，現在此紀念。

穿越牙齒的
光影旅程

牙科放射學的
發展歷史、應用與憶師光

作者	楊偉勤醫生
總編輯	葉海旋
編輯	周詠茵
書籍設計	TakeEverythingEasy Design Studio
內頁插圖	王萃苗

出版	花千樹出版有限公司
地址	九龍深水埗元州街 290–296 號 1104 室
電郵	info@arcadiapress.com.hk
網址	www.arcadiapress.com.hk

印刷	美雅印刷製本有限公司
初版	2023 年 7 月
ISBN	978–988–8789–17–7